自然而然
拥有好奶水

新手妈妈一定要学的哺乳经

磊立同行 著

U0321975

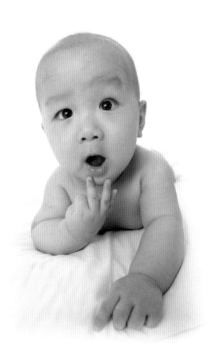

海峡出版发行集团
THE STRAITS PUBLISHING & DISTRIBUTING GROUP

福建科学技术出版社
FUJIAN SCIENCE & TECHNOLOGY PUBLISHING HOUSE

推荐序

家家必备的哺乳圣经

母乳喂养可以提供适当的营养与抗体给宝宝成长发育，让妈妈产后身材可以较快速地恢复到原本曼妙的状态，最重要的是透过肌肤的亲密接触，可以让"爱"在亲子间的细胞中扩散交流。

据调查显示，在台湾目前盛行母乳喂养，现代的妈妈对母乳喂养都有一定的认知，都知道母乳的好处多多。但是产后6个月后的母乳哺育却只占50%。

临床上，常常看到产后回诊的妈妈停止母乳喂养的情况，其常见原因：①重回职场后，不知如何兼顾。②因为涨奶、乳腺炎的疼痛而停止。③无法成功找到适合自己的哺乳方式。④家人不知如何参与及协助等。以上常见的因素，都可能会形成让人跨不过去的巨大鸿沟，而无法持续母乳喂养。

在此书中，作者以深入浅出的文字佐以导列式的书序，像剥洋葱般地由外往内，层层深入了解哺乳的蕴涵，从为何要选择成为"奶妈"，一步步传授哺乳的私房秘籍，到要如何化解哺乳过程中遇到的N种困难，其中最核心的部分是回到职场后要如何持续母乳喂养，更难能可贵的是，

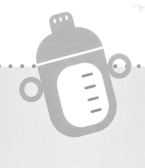

此书提到爸爸可以从哪些方面着手参与。这是一本值得决心要当个称职的母乳妈妈，一读再读的哺乳圣经。

前台北市立联合医院妇产科主任
许世宾妇产科院长 **许世宾**

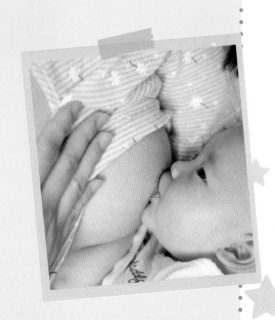

自 序

最亲密的亲子时光

在当妈妈的记忆中，有那么一段时光是难以忘怀的。

当那个细嫩柔软的小身体在妈妈的怀中磨蹭，本能地寻找妈妈的乳头，张口喝下来到这个世界上的第一口食物——妈妈甘甜的乳汁时，那粉嫩小脸上的满足与幸福，是每一个妈妈都永生难忘的。

我很清楚地记得，我当时躺在医院的病床上，忍受着剖腹产手术麻醉药退去后的疼痛。老公把同同抱到我的身边，我撩起衣服，同同立刻迫不及待地寻找我的乳头，当我把乳头放进同同的嘴里，她立刻吸吮起来，那一刻的幸福和满足立即将我的疼痛淹没。作为剖腹产妈妈，我很庆幸能让女儿在出生后的第二天，就吃到了第一口初乳。从此，我开始了充满泪水和幸福感的哺乳生活。

作为一名职场妈妈，我哺喂了女儿10个月的母乳，这段时间和很多人相比，不算很长，但我尽自己最大的努力，直到最后一滴母乳干涸。

一年多的哺乳过程中，我流过血、流过泪。但

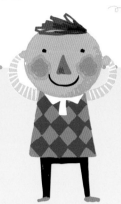

我从不刻意掩盖哺乳的疼痛与辛苦，因为那就是客观存在的现实，相信每一个哺乳妈妈都曾经历过。

既然如此，为什么还会有那么多妈妈选择亲自哺乳呢？因为喂养母乳有太多喂养配方奶无法替代的好处，身为一个妈妈，必定会将最好的给您的孩子，不是吗？

本书将陪伴您走过一段难忘的哺乳历程，这段时间或长或短，让我们一点一滴地努力，为您和孩子留下最亲密、美好的亲子时光。

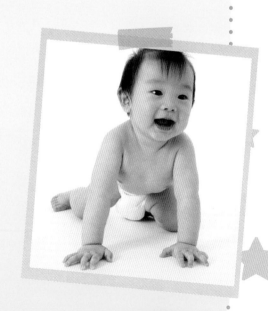

目 录

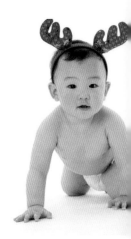

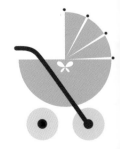

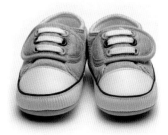

第 4 章　巧妙化解哺乳的 N 种困难

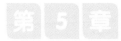

第 5 章 职场妈妈加油，哺喂母乳到最后

第 6 章 母乳喂养，爸爸也很重要

第 7 章　快乐断奶，请慢慢来

附录　10 个妈妈的哺乳经验

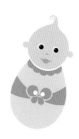

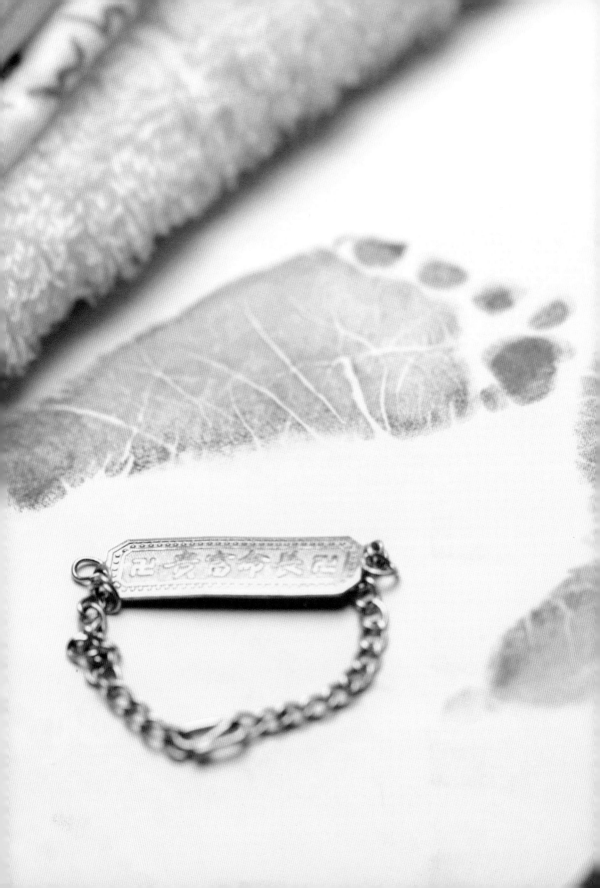

第 1 章

母乳好处
细细数

母乳是宝宝在这个世界上最珍贵的食物，这个说法您一定听过。
母乳天然、健康、营养丰富，
可以为宝宝提供最充足和必需的营养，
对宝宝的成长发育非常有利。
不仅如此，母乳还可以促进宝宝的智力发育，
让宝宝和妈妈更加亲密；
更神奇的是，母乳还可以帮助妈妈恢复身材、预防各种疾病。
接着，就让我们来一一细数母乳的种种好处。

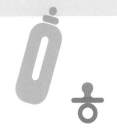

第1节

金水、银水，
不如妈妈的好奶水

现在乳品广告铺天盖地，所有的商家都标榜着自己的产品营养丰富，能促进智力发育、增强宝宝抵抗力等，甚至还有的把奶粉与母乳的营养成分进行对比，以此来说明奶粉营养已经胜过了母乳。

人是哺乳动物，母亲泌乳来哺育自己的孩子，是人类繁衍至今的本能。科学再发展，人类再进步，这一本能永远不会丢失。母乳中富含各种营养成分，以最适合宝宝消化和吸收的比例精确配比，是天地间最自然的赋予，没有任何人工的干预。母乳来自妈妈的身体，是专供给宝宝的营养食物，这样的食物一定是最适合宝宝的，绝不是任何乳品可以比拟和替代的。打一个比喻，再多的能工巧匠打造出来的景观，也比不上大自然的鬼斧神工，很多天然的东西是再精巧的人工也无法替代的，母乳更是如此。

母乳中含有丰富的营养成分

尽管人们不遗余力地试图制造出可以代替母乳的营养奶粉，但事实上，
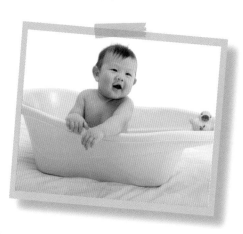
没有任何一种食物可以替代妈妈的奶水。

母乳中究竟含有哪些营养物质呢？简单来说，宝宝成长发育需要哪些营养物质，母乳中就含有哪些，母乳是妈妈对宝宝的一对一服务，毫无差错。母乳中丰富的蛋白质、氨基酸、乳糖、脂肪、无机盐以及微量元素，能满足宝宝成长发育的需要，给宝宝最有力的营养支持。

母乳更易消化和吸收

●容易吸收的乳蛋白

吃母乳的宝宝很少出现大便干燥的问题，这是什么原因呢？乳品中的蛋白质分为乳蛋白和酪蛋白，乳蛋白可促进糖的合成，在胃中遇酸后形成的凝块小，一般呈絮状凝固，利于消化。而酪蛋白遇酸容易结成块状，不但不利于宝宝的消化，而且极易造成宝宝大便干燥。母乳中富含乳蛋白，与酪蛋白的比例为 2：1 甚至更多，而牛乳中乳蛋白和酪蛋白的比例仅仅为 1：4.5，因此母乳更适合宝宝肠胃的消化和吸收。

●好吸收、易存储、益发育的脂肪

乳品中都含有一定量的脂肪，脂肪分为饱和脂肪酸和不饱和脂肪酸，不饱和脂肪酸较易被宝宝的稚嫩肠胃吸收，更利于宝宝的生长发育，而且不会导致肥胖。母乳中含丰富的不饱和脂肪酸，而牛乳中饱和脂肪酸却占绝大的比例。母乳中不易消化和吸收的脂肪球含量很低，且善解人意的含有很多种消化酶，宝宝在吸吮乳头时还会产生一种舌脂酶，这些酶配合在一起有利于消化母乳中所含的脂肪。丰富的不饱和脂肪酸、低脂肪球含量，再加上各种消化酶的作用，其结果就是母乳中的脂肪 95% 以上可以在宝宝体内存储，为宝宝的生长发育贡献力量；而牛乳存储的比例只有 61%。

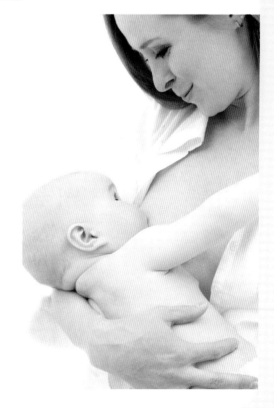

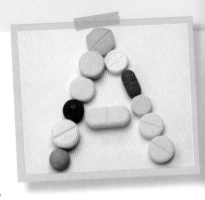

●合理的钙磷比例

钙质是宝宝骨骼发育的必需元素，钙质吸收的好坏，对宝宝的骨骼发育至关重要。我们透过观察发现，吃奶粉的孩子必须要补充钙质，吃母乳的孩子则只有一部分需要补钙。这是为什么呢？因为母乳中钙、磷的比例为 2：1；牛乳的比例却是 1：2，不利于宝宝的成长发育。因此吃奶粉的宝宝必须额外补充钙质，而只有少数妈妈母乳中钙质不够丰富，宝宝才需要额外补充钙。

●高吸收比例的锌和铁

缺锌会影响宝宝的智力发育，缺铁会造成宝宝贫血。科学研究显示，母乳中锌的吸收率可达 59.2%，而牛乳仅为 42%。母乳中铁的吸收率为 45%~75%，而牛奶中铁的吸收率为 13%。有些吃奶粉的宝宝会出现大便发黑的情况，就是因为牛奶中的铁无法被宝宝的身体吸收，直接排出了体外。

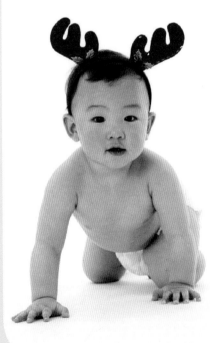

●有益消化的牛磺酸

乳品广告中常提到一种物质，叫"牛磺酸"，牛磺酸是一种氨基酸，在宝宝的幼嫩肠胃中，会与胆汁酸结合，更佳地促进消化，是很重要的物质。而母乳中牛磺酸的含量要比牛乳多，更利于宝宝消化。

母乳可以提高宝宝的免疫力，预防各种疾病

作为妈妈，没有比宝宝生病更让人心疼的了。看着那么小的孩子被疾病折磨、打针吃药，宝宝的每一声痛哭都如钢针般扎在我们的心上。作为妈妈，最重要的责任之一，就是帮助宝宝建立起他们坚固的免疫系统，让疾病无机可乘。

而母乳，就是帮助宝宝建立免疫系统的第一步。

宝宝刚刚出生时，免疫系统的建立急需母乳的支援。科学家们的研究成果显示，母乳可增强婴儿的免疫力，与喝配方奶的婴儿相比，喂养母乳的婴儿中，胃肠道感染、呼吸道感染和各种过敏的发生率都比较低。笔者一位同事的女儿，从小就受到湿疹的困扰，主要原因就是因为吃奶粉，一直到孩子上小学才慢慢好转。由于湿疹的原因，有很多食物孩子都不能吃，相当程度上影响了孩子身体的发育，同时也失去了很多品尝美食的乐趣。

●抗体的"搬运工"

抗体是我们很熟悉的一种物质，而母乳正是妈妈把自己身体中的抗体传递给宝宝的"搬运工"。健康成年人的身体在与各种病原接触时，体内会产生抗体，这是免疫系统成熟的标志，免疫系统尚未发育完全的宝宝，这种"本领"很弱或没有。抗体产生于妈妈体内，能透过母乳传递给宝宝，帮助宝宝逐步建立自己的免疫系统，使宝宝免受各种细菌感染的侵袭。

●帮助宝宝建构免疫系统大楼的神奇因素

母乳中有帮助宝宝免疫系统成熟的因素，这些因素就像神奇的建筑师一样，帮助宝宝盖起免疫系统的大楼；还可以将宝宝尚未发育完全的黏膜层空隙修补好，建立起阻碍有害细菌进入体内的坚强屏障。

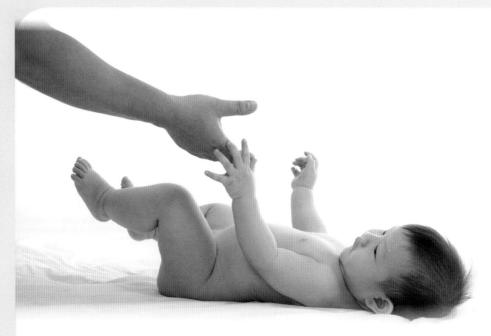

●有益菌的美餐——低聚糖

母乳中含有一种称为"低聚糖"的物质，这种物质广泛存在于母乳中，而且含量非常高，几乎和蛋白质的含量相当。这些低聚糖对增强婴儿的免疫力有重要作用。肠道中的有益菌能保护肠道健康，而这些低聚糖恰好是有益菌最喜欢的食物。有益菌吃了低聚糖以后大量繁殖，宝宝体内的有益菌数增加，可以保障宝宝的肠道健康，避免出现腹泻、便秘等肠道问题。

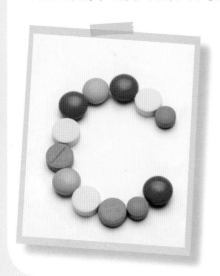

●大肠杆菌的克星—— 乙型乳糖

乳品中都含有一种成分叫做"乳糖"，科学家们把乳糖分为甲型乳糖和乙型乳糖两种。母乳所含的乳糖是乙型乳糖，研究显示乙型乳糖有间接抑制大肠杆菌生长的作用。牛乳中所含的乳糖却是甲型乳糖，甲型乳糖能间接促进大肠杆菌的生长，而大肠杆菌却是造成腹泻的元凶。

●神奇的魔术师——一种含氮的碳水化合物

母乳中还有一种含氮的碳水化合物,这种碳水化合物与母乳中的乳糖发生化学反应,可以分解出乳酸和醋酸,乳酸和醋酸可以防止宝宝体内有害微生物的生长。前文中提到母乳的可贵之处在于营养成分的配比合理,而不仅仅是以营养物质的含量多取胜。乳糖和蛋白质之间的比例越高,这种含氮的碳水化合物的生长就越快。母乳中乳糖和蛋白质的比值是7:1,而牛奶只有4:1。

此外,母乳中还有丰富的铜,对保护婴儿娇嫩的心血管有很大作用。

俗话说:"金水、银水,不如妈妈的好奶水。"母乳不但营养丰富、容易吸收,还有帮助宝宝提高免疫力的神奇功效,是大自然最美好的恩赐,也是任何人工制品都无法取代,对宝宝最好的天然食品。

新手妈妈百宝箱

母乳喂养可减少宝宝的过敏现象

由于母乳干净、安全、无任何副作用,且拥有天然的抵抗力,故能大大减少宝宝各种过敏现象的发生。如果用其他乳品喂养,就难免会产生各式各样的过敏现象,影响宝宝的健康成长。

第2节

母乳喂养
让妈妈和宝宝关系更亲密

母乳为妈妈和宝宝之间所带来的亲密关系，是任何东西都无法替代的。生命真的很神奇，一个小小的生命，在他一生的 4～6 个月里，单单依靠妈妈的乳汁就可以存活、长大；在他生命的前一年里，妈妈的乳汁是他营养的主要来源。

哺乳，助您成为一个好妈妈

●哺乳让妈妈母爱泛滥

很多哺乳妈妈都有过这样的体会：宝宝一哭闹或妈妈和宝宝不在一起时，只要妈妈想起宝宝，都会有乳汁分泌出来。这是作为妈妈的一种神奇的生理反应，是为人母后浓浓母爱的心理所导致的。哺乳期间，妈妈体内分泌的泌乳素和催产素会让女性母爱萌发，美国行为学教授奈尔斯·牛顿把这种激素称为"母爱荷尔蒙"。

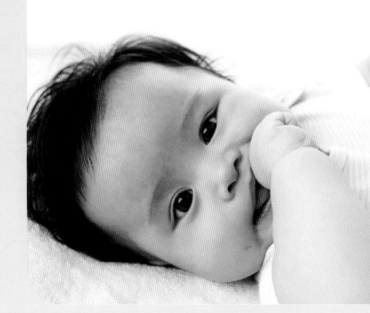

哺乳时，妈妈和宝宝有最亲密的接触，宝宝身上独特的婴儿气息会使妈妈陶醉，妈妈可以有充足的时间细细观看宝宝身体的每一个细节。哺乳是属于宝宝和妈妈的专属时间，母爱就在这样的专属时间里，越发浓烈。

爱，是做一个好妈妈的最重要元素。

●哺乳让妈妈更有责任感

谁都可以把牛奶送入宝宝的口中，但只有妈妈才能把母乳喂给宝宝。哺乳是妈妈的甜蜜专属，也是无人能替代的甜蜜负担。由于哺乳，妈妈不能长时间离开宝宝，每次出门都会急匆匆地赶着回家。哺乳可以让刚刚升级为妈妈的女人，迅速找到当妈妈的责任感，这份责任感可以让妈妈更加出色地胜任自己的角色，这对于妈妈和宝宝的一生都非常重要。

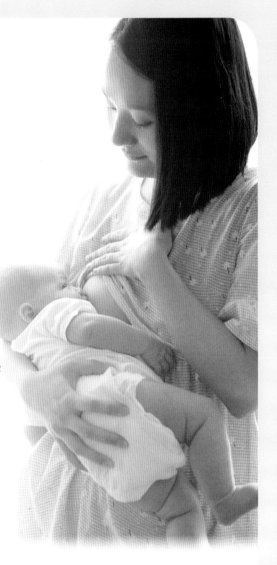

●哺乳可以让妈妈更有成就感

宝宝生命的前4个月里，是不需要吃任何辅食的。看着宝宝完全依靠自己的奶水就能长大，这其中的满足感和成就感，让哺乳妈妈的所有辛苦、疼痛即刻化为乌有。哺乳的时间越长，成就感就越强，心理也会越发自信。

自信是做好一切事情的前提，也是做一个好妈妈的关键，这份自信的延续会对孩子将来的养育、教育发挥重要的作用。

●哺乳让妈妈更加了解宝宝

哺乳时，妈妈会以眼睛注视着宝宝，宝宝的每一根睫毛在妈妈的眼睛里都格外清晰。哺乳时的近距离接触，可以让妈妈更加了解宝宝的身体发育情况以及其他需求，这是妈妈和宝宝之间最早的沟通方式。宝宝饿了是什么表情，吃饱了是什么表情，这种最直接的沟通方式使了解的过程变得简单而有效。

哺乳，让宝宝更爱您

●哺乳让宝宝更有安全感

婴儿出生后对这个世界是恐惧和陌生的，他们对这个世界缺乏足够的信任和安全感。妈妈在喂宝宝母乳的亲密接触中，宝宝可以听到妈妈的心跳，闻到妈妈身上的气味，吸吮妈妈甜美的乳汁，感受妈妈的体温，妈妈温柔的眼神和温存的呢喃，会让宝宝觉得熟悉又温暖，让宝宝感到无比安全。安全感的建立，是宝宝成长发育的第一步，并对宝宝今后的生理、心理发育起重要的作用，甚至会影响宝宝一生的幸福。

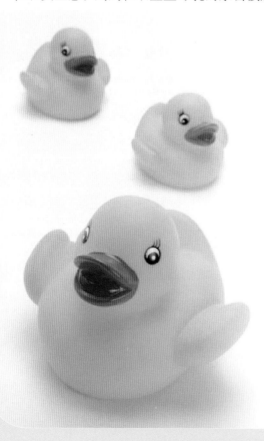

●哺乳有助于宝宝心理发育

儿童发展心理学研究显示，在宝宝学步期前，在心理上会认为他和妈妈是一体的、不可分离的，这种心理会持续1年左右，而这一年恰好是哺乳的黄金时期。哺乳的过程中，宝宝和妈妈密不可分、形

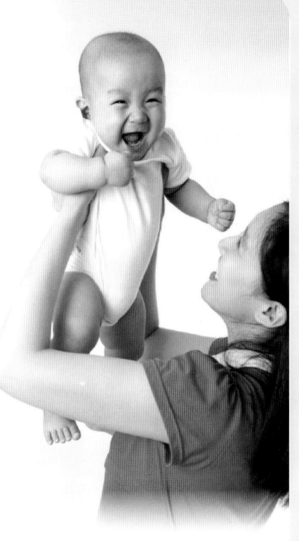

影不离、无限亲昵，正好满足了宝宝这一阶段的心理需求，帮助他们积蓄能量，有助于心理发育，并为下一阶段自我意识的建立，打下良好的心理基础。宝宝有足够的勇气在心理上成为独立的个体，可以帮助他们成长为一个独立、敢于面对和化解人生挫折的人。

●喝母乳的宝宝和妈妈更亲密

长期而亲密的接触，宝宝会对妈妈形成很强的心理依赖和情感依赖，这种依赖对宝宝的身心发育都非常重要，这是人类正常的情感要求，而哺乳正为这种母子间的亲密关系提供了最有力的帮助。笔者的女儿学会说的第一个完整的句子是"我爱妈妈"，她经常在玩得格外开心时，突然给我一个拥抱，然后说"妈妈，同同爱你"。笔者相信，如果您也一直坚持母乳喂养，感受到那一刻的幸福也是迟早的事。

很多哺乳妈妈在断奶的时候心情都会异常失落，很多宝宝也会在断奶的时候出现哭闹甚至生病，母乳就像一根纽带，连结着妈妈和宝宝，密不可分，让妈妈和宝宝之间的关系更加亲密。

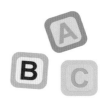

第3节

喝母乳的宝宝更聪明

近年来，很多科学家对喝母乳和喝配方奶长大的孩子，在智力的发育上进行了研究。结果显示，喂养母乳9个月以上的孩子，在成年后会比较聪明。

科学家们将一定年龄范围内的成年人，按婴儿时期吃母乳时间的长短分为5组，然后使用现代的智力评估方法对他们的智力进行评估。结果证明，吃母乳时间越长的人平均智力水准越高，而且这一结果不受父母社会地位、教育程度、个人的出生体重等，可能影响其认知发展的因素所影响。

母乳中究竟什么样的神秘物质可以让宝宝更加聪明呢？因为母乳中包含了各种可以促进宝宝大脑发育的营养物质，而且母乳容易被宝宝消化、吸收的特性，让这些营养物质能够充分发挥作用，为宝宝的智力发育提供强大动力。

DHA（二十二碳六烯酸）是经常出现在电视广告中的一个名词，这种氨基酸对于人脑的发育和智力

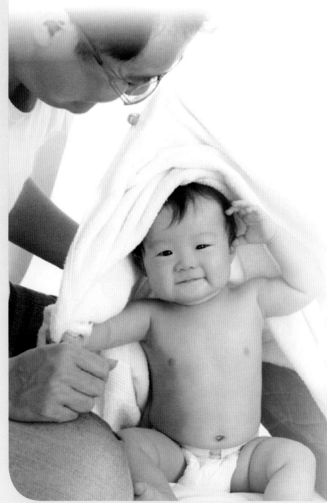

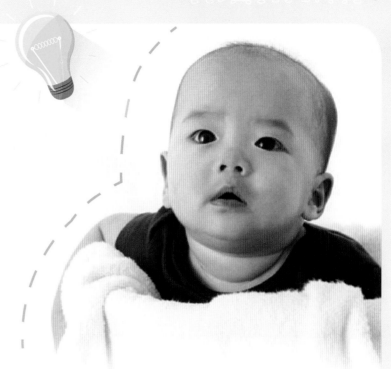

的提高非常重要。很多配方奶广告会着重强调他们的产品中"加入了丰富的DHA"，事实上 DHA 在母乳中含量非常丰富，并且是最天然和便于宝宝吸收的，当然也是最安全的。DHA 和另一种叫"AA"的氨基酸搭配，对宝宝的智力发育是最有力的，母乳中这两种氨基酸的含量不但丰富，而且配比合理，最易于宝宝吸收和利用。

在介绍母乳容易吸收和提高免疫力的特点时，提到了乳蛋白、不饱和脂肪酸、乙型乳糖、牛磺酸、铁、锌这些在母乳中存在的、极易被宝宝吸收的营养物质。这些物质也是宝宝大脑发育不可或缺的营养，因此喝母乳的宝宝会更加聪明。

母乳可以更佳地提高宝宝的免疫力，让宝宝远离各种疾病的困扰。健康的体魄是智力发育的基础，不生病的宝宝才有更多的能量来发展智力。因此，母乳可以提高宝宝的免疫力，同时也为宝宝的智力发育起着重要的作用。

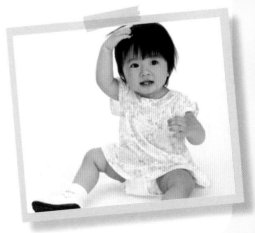

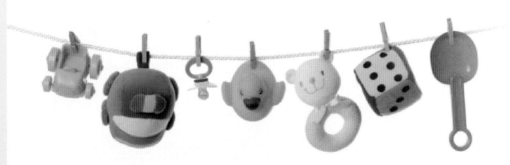

　　总而言之，母乳中的营养物质是宝宝智力发育的必要元素，哺乳时宝宝和妈妈的亲密接触，也为宝宝的智力发育提供了良性的刺激。妈妈和宝宝独处的时光里，目光交流、身体的接触、妈妈的爱抚、语言交流等都是对宝宝大脑发育的最佳触媒。

　　笔者给女儿同同喂奶时，特别喜欢做两件事：一是边喂奶边帮她按摩手指，特别是大拇指。宝宝的手指越灵活大脑越聪明，按摩手指可以刺激宝宝的末梢神经，让小手更加灵活，头脑更加聪明。另一件事就是和宝宝聊天或是唱儿歌，聊天的内容不限，只要是妈妈温柔的声音都是对宝宝的良性刺激，对宝宝智力发育都是有利的。

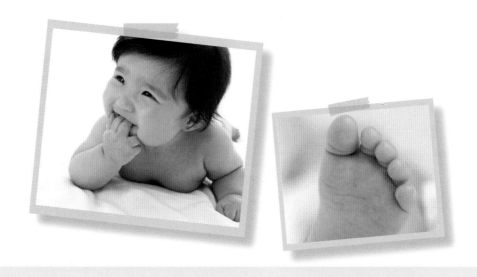

哺乳让妈妈更健康、美丽

哺乳对宝宝的好处多多众所皆知，但很少有人注意到哺乳对于妈妈的好处，甚至还有很多妈妈对哺乳有误解，认为喂母乳会影响身材恢复，妨碍妈妈的身体健康。

和喂养配方奶的妈妈相比，母乳妈妈所受的辛苦确实更多：饮食要注意、不能出远门、上班要背奶、夜里喂奶无人能替代……为了宝宝，很多母乳妈妈咬紧牙关挺过了种种辛苦，不但让宝宝更健康和聪明，更在不经意间也让自己更健康和美丽。

 ## 哺乳可以帮助妈妈恢复身材

产后妈妈瘦身四大法宝：哺乳、运动、注意饮食、养育宝宝。哺乳非但不会令妈妈身材臃肿，反而会让妈妈身材更加苗条。澄清此一误解，相信会坚定更多妈妈实行哺乳的决心。哺乳期间，妈妈体内的新陈代谢会加快，哺乳期的营养饮食更不会让妈妈发胖；而且哺乳还会消耗妈妈体内的脂肪，转化为乳汁来喂养宝宝。有很多妈妈担心哺乳会让自己乳房下垂，这一点确实存在，但即便不哺乳，随着年龄的增长，在地心引力的作用下，女人的乳房也会下垂。况且，只要哺

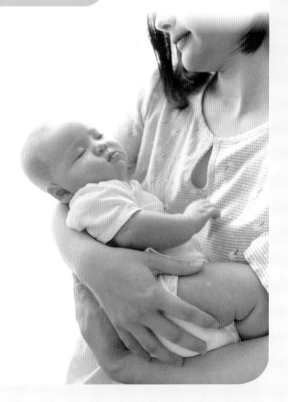

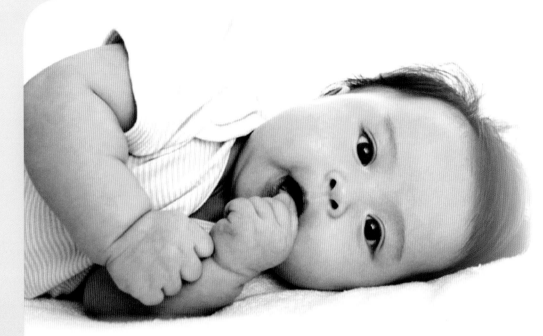

乳妈妈选择合适的内衣加以保护，并不会造成太大的影响，贴心的丈夫也不会因此就加以嫌弃。

哺乳可以帮助妈妈子宫恢复

产后的第二天，剖腹产后使用的促进子宫收缩的药物——催产素，让我异常疼痛，而且每次疼痛时都会感觉到有恶露排出。当天下午我开始给女儿

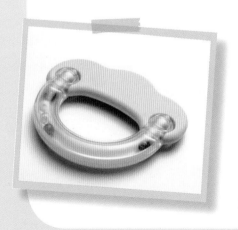

哺乳，当她一吸我的乳头，我也同样感觉到有恶露排出，这种神奇现象的原因，就是宝宝在吸吮妈妈乳头时，可以刺激妈妈体内分泌催产素，帮助子宫收缩。妇产科医生建议，分娩后30分钟之内让新生儿吸吮乳汁，可促进子宫收缩，减少出血。哺乳可帮助妈妈的子宫恢复到以前大小，还能减少阴道出血，预防贫血。医学研究显示，哺乳妈妈的子宫收缩要比非哺乳妈妈更迅速、更彻底。

哺乳让妈妈远离疾病

哺乳期内，妈妈的体内保持着较低的雌激素水平，会有一段时间没有月经。这样的现象可以降低妈妈罹患尿路感染、骨质疏松，以及乳腺癌、卵巢癌等与雌性激素密切相关癌症的概率。乳腺增生是困扰都市女性的常见疾病，透过哺乳可以减轻乳腺增生的症状，我与身边的很多哺乳妈妈，在哺乳期后乳腺增生的症状获得很大程度的缓解，怀孕前月经来前乳房胀痛的问题，也都不再出现了。

哺乳是一种天然的避孕方式吗

哺乳期间，妈妈体内的雌激素保持着较低的水平，通常不会排卵，在一定程度上能起到避孕的作用。一般来说，至少在产后的 6 个月内，实行纯哺乳的妈妈不易怀孕。但需要注意的是，无月经期间的长短因人而异，妈妈再次正常排卵的时间也不一定，哺乳这一天然的避孕手段也并非绝对安全。

哺乳让妈妈心情好、皮肤也好

当哺乳妈妈可以熟练地哺乳后，喂养母乳就是一项很好的放松运动。怀抱宝宝，身心放松，尽情享受母子间的亲密时刻，感受与宝宝之间不需言语、没有间隙、肌肤相亲的

daddy

沟通。"母爱荷尔蒙"会让妈妈心情大好，自然也会容光焕发，哺乳妈妈散发着一种难以形容的美丽。

母乳的优点实在太多。除了上述介绍的优点之外，母乳还有两个很大的优点，就是经济、方便。母乳来自妈妈的身体，妈妈只需在饮食上稍加注意就可以哺喂宝宝，不需额外的花费，比喂配方奶粉更加省钱。另外，哺乳妈妈不用准备温水冲泡奶粉，宝宝饿了，只要露出乳房就能喂哺，宝宝不用等待，妈妈也在某种程度上减少了劳动。

我们不遗余力地宣传母乳喂养，介绍母乳的种种好处，母乳天然健康、营养丰富、容易吸收的特点，是最适合宝宝的营养品，能为宝宝和妈妈带来无法替代的益处。无数哺乳妈妈已经用亲身的经历告诉我们：做一个幸福的哺乳妈妈吧！您一定会有丰富的、难忘的、让您和孩子受益终身的收获。

母乳是大自然给予宝宝的恩赐，同时也是给予妈妈的恩赐。身为一个妈妈，我们要珍惜这种恩赐，认真履行这一神圣的、特有的职责，既是对宝宝负责，也是对自己负责。

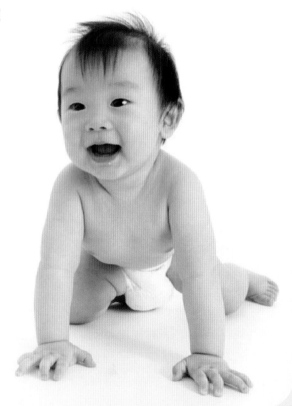

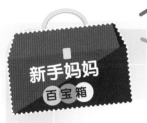

哪些妈妈不宜喂哺母乳

虽然母乳是宝宝最好的营养食品，但如果有以下的状况，需要在医生的判断下，再决定是否可以哺乳或哺乳时间的长短：

· 妈妈患有肝炎、肺炎等传染性疾病时。

· 妈妈服用了哺乳期不宜服用的药物时。（如果妈妈在哺乳期内生病，切不可自己乱用药物，需要认真阅读药物说明书或者听取医生的意见。一旦服用了哺乳期的禁忌药物，必须立刻停止哺乳，直到医生许可后再进行。）

· 妈妈患有可能影响哺乳的慢性疾病。（如高血压、糖尿病、心脏病、肾病等，需要根据医生的诊断，决定是否能够哺乳和哺乳时间的长短。）

· 妈妈出现乳头破溃或者患有乳腺炎。（如果乳头出血很严重时，强行喂奶会非常疼痛并加重病情，而且宝宝吸入血液会刺激肠胃；如果乳腺炎并伴有高热，则需要暂停喂奶，待体温恢复正常后再进行哺乳。）

※ **特别提示**：如果是由于妈妈身体的原因而暂停哺乳，应该用吸奶器定时将奶水吸出，才能在身体康复后再顺利哺乳。

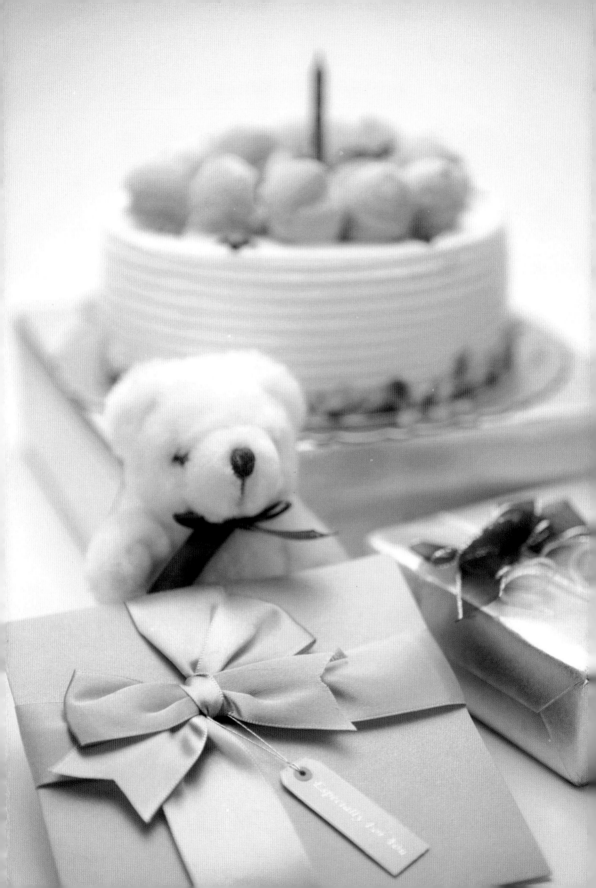

第 2 章

每个妈妈都能
成为称职的 "奶妈"

越来越多人已经认识到哺喂母乳的重要性和益处，
也有越来越多的妈妈立志要做一名合格的哺乳妈妈。
其实，只要身体健康，方法合适，
每个妈妈都能成为称职的 "奶妈"。
在这一篇，我们将带您认识母乳不足的原因，
以及如何从孕期开始哺乳的准备，如何注意饮食及调适心情，
您一定能成为一个快乐的哺乳妈妈！

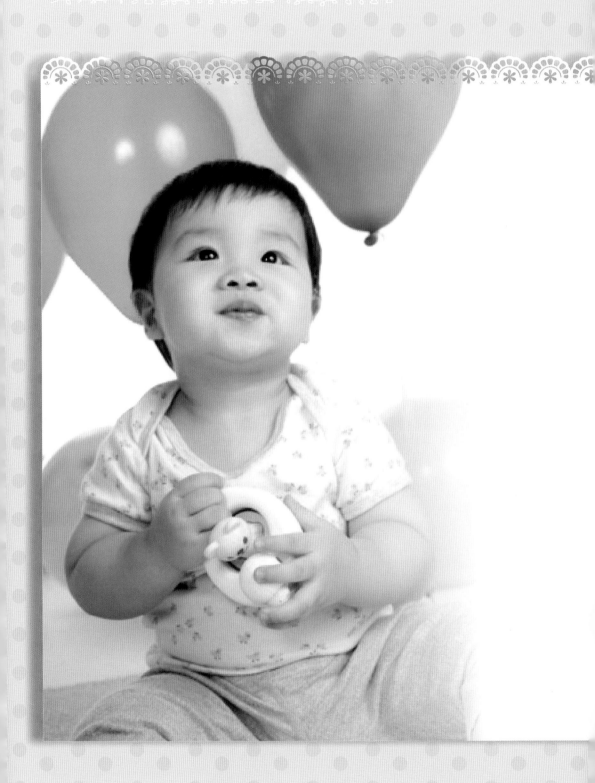

　　常听到这样的抱怨："唉！我什么方法都用过了，就是没有奶水。"

　　不可否认，不论是出于何种原因，还是有很多妈妈无法喂养母乳，造成这一现象主要原因可以归纳为以下 8 个：

　　·**由于身体因素不能分泌乳汁**：由于体内激素紊乱或乳管闭塞等原因，导致妈妈产后不能分泌乳汁。

　　·**妈妈与宝宝分离过久，错过开奶时机**：由于各种原因未能在宝宝出生后立即实行"母婴同室"，妈妈又没有及时处理奶水，导致未能顺利开奶，出现宝宝不认妈妈乳头的问题。

　　·**担心哺乳限制妈妈的活动自由**：哺乳是妈妈的特惠、特权，但也是无人能替代的责任和甜蜜的负担。很多妈妈担心因为哺乳会被"拴死"在宝宝身边。

　　·**工作原因不得不放弃哺乳**：由于产假时间受限，很多职场妈妈在工作后就停止了哺乳，或哺乳品质大幅降低。

　　·**因为疼痛而放弃哺乳**：哺乳有时会造成疼痛，例如乳头破溃、积乳发热或者乳腺发炎，这些也是妈妈放弃哺乳的原因。

　　·**担心影响身材**：哺乳会造成妈妈身材臃肿和乳房下垂，成为很多爱美女性不愿意哺喂母乳的重要原因。

　　·**对母乳的益处认知不足**：听信所谓"母乳不如奶粉好"或者"母乳半年后就没有营养了"一类的谣言，过早停止哺乳。

　　·**奶粉广告的诱惑**：奶粉广告的过度宣传使很多妈妈迷惑，"如果奶粉真的比母乳好？那么就喂奶粉好了！"。

　　这些横亘于妈妈面前的困难重重的大山，我们都能够巧妙地翻越，成功解决。每个妈妈都应该有足够的信心，坚信自己的能力，更坚信母乳是最适合宝宝的绝佳的营养食品。

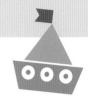

第1节

母乳不足，究竟是何原因

现代科技的发展，反而让一些女性的身体机能出现问题，很多妈妈产后用尽各种方法就是无法分泌母乳，这让很多信仰亲自哺乳的妈妈痛苦万分。与其产后痛苦，不如早早行动起来，一起来看看造成母乳不足的原因究竟有哪些，检视看看自己有没有这些问题存在。

●体内荷尔蒙紊乱

由于饮食的原因、使用含荷尔蒙的护肤品或者长期服用避孕药，使女性体内荷尔蒙紊乱，产后无法分泌出泌乳素，而泌乳素是分泌乳汁的重要激素。

●饮食结构不健康

很多女性为了追求苗条的身材而置身体健康于不顾，过度节食或偏食，造成脂肪和蛋白质摄取不足，身体的正常功能无法运转，以致无法泌乳。

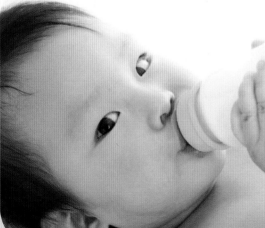

●心理压力过大或情绪失调

现代女性承受越来越大的心理压力，或是因产后抑郁症状过于严重，都会影响脑下垂体分泌泌乳素，影响乳汁分泌。

●乳管堵塞

造成女性乳管堵塞的原因，主要是没有正确按摩乳房，以及没有正确或适时让宝宝吸吮造成乳汁积存，另外当乳房充盈时给予热敷，反而会造成堵塞。

针对上述 4 个原因，为了成为一个合格的哺乳妈妈，现代女性应该做到以下 4 点：

●适时远离荷尔蒙

主张健康饮食，不食用添加荷尔蒙的食品；使用天然健康的护肤产品，孕前半年开始不化浓妆；不滥用避孕药物，采用其他更健康的避孕方法。

●科学健康的饮食

身体健康的女性才是最美丽的！科学饮食、合理安排饮食结构，多吃富含蛋白质、维生素和微量元素的食品，并适度补充脂肪，不仅不会造成身材臃肿，更会因体内营养丰富、充足，不但能拥有健康的身体，还能为孕育下一代、成功哺喂母乳提供保障。

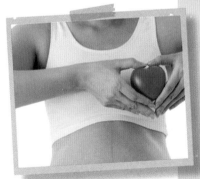

●保持良好的心态

要学会及时疏导自己的负面情绪，调整心态。不让不好的心理状态和情绪长时间、深度地困扰自己，找到适合自己的放松心情的方法。

●正确选择内衣

选择纯棉质的衣物，不穿过紧的内衣，避免乳头和衣物过度摩擦。内衣要单独洗涤、确实清洁干净。

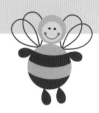

第2节

哺乳准备，要从孕期开始

很多人都认为，哺乳是从产后才开始的。其实，要想成为一个合格的哺乳妈妈，怀孕期间里，准妈妈就应该开始为成功哺乳做些"功课"了。孕期里，准妈妈不仅要养好身体，保护好自己和宝宝，更要为将来的成功哺乳，做好必要的准备。

除了前文中提到的远离荷尔蒙、采用科学饮食、调整心态、正确选择内衣外，还应该做好以下的准备：

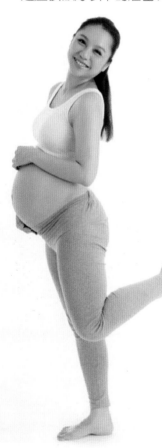

●认真做好产前检查

有问题立即请教医生，在医生的指导下及时排除可能影响哺乳的身体问题。

●正视乳房的变化

孕期里，准妈妈会经历乳房的二次发育。在荷尔蒙的影响下，乳房会比孕前大，乳晕变大、颜色加深，乳头变大，并出现很多小孔，乳房会变得不像过去那么漂亮了。不少人在孕期就会有乳汁分泌，这些都是非常正常的生理现象。准妈妈应该正视这些变化，不要产生心理负担。

●避免压迫乳房

根据孕期乳房的大小变化选择合适的内衣，不穿过紧的内衣，选择纯棉、肩带略宽的内衣，支撑性较佳。睡眠时也要注意避免压迫乳房。

● 正确清洁乳房

使用温和的沐浴产品，每天清洁乳房和乳头，避免衣服的纤维堵塞乳头。

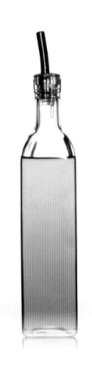

● 增加乳头韧性

别看宝宝小，吸吮的力气可不小，很多哺乳妈妈都有过被宝宝吸破乳头的经验，乳头破溃极易引发乳腺炎，那种痛苦简直难以言喻。为了杜绝或减少这一情况发生，孕期里准妈妈就要做好准备，让自己的乳头 "强壮" 起来。清洁乳房后准妈妈可以将婴儿润肤油或橄榄油涂在手上，用手温和地将油脂涂抹到乳头上，这样可以滋润乳头，增加乳头韧性。准妈妈还可以手握干毛巾反复摩擦乳头，力度以自己感到有摩擦力又不会疼痛为宜，这样做也会让乳头更加 "坚强"。

● 了解母乳喂养的有关知识

准妈妈可在怀孕的这段时间里，学习有关母乳喂养的知识，如喂养的姿势、时间、重要性等，正确认识母乳喂养，树立信心，等宝宝出生后就可以轻松应对，顺利哺乳。

孕期里做好关于哺乳的生理、心理、知识准备，等到产后哺乳的时候，就不会手忙脚乱，也就能够从容地享受您的 "奶牛时光"。

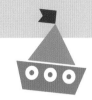

第3节

正确开奶，
迈出哺乳关键第一步

经过孕期的精心准备，宝宝生下来之后，就要开始正式哺乳了。妈妈产后需要两天甚至更长的时间才开始分泌乳汁，在这段时间里，需要做哪些准备工作呢？

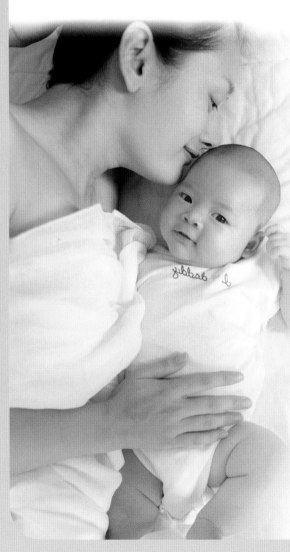

母乳产生的原理

女性在孕期保持着较高的雌激素浓度，在雌激素的作用下乳房会长大，乳管也会生长，这些都是在为将来的哺乳做好"硬件"准备。妈妈产后体内的雌激素浓度会下降，泌乳素浓度会增加，泌乳素的作用是刺激乳汁分泌。同时妈妈体内还会产生另一种激素——催产素，这种激素的作用是促进乳汁流出。泌乳素负责产出乳汁，催产素帮忙运送，两种激素相互作用、密切配合，宝宝就可以吃到营养美味的母乳了。

由此可见，只要妈妈体内激素变化正常、乳腺通畅、营养储备充足，就可以顺利哺乳。

顺利开奶的重要环节

● 让宝宝尽早吸吮乳头

专家指出,妈妈在产后 30 分钟内,就可以让宝宝开始吸吮乳头。这时宝宝可能吃不到奶水,但可以增进宝宝和妈妈的亲密关系,给宝宝安全感。宝宝吸吮的刺激,也有助于促进妈妈分泌泌乳素和催产素以产生乳汁,吸吮的力量还可以帮助妈妈疏通乳腺,排出乳汁。通常在产后两天,妈妈就可以顺利排乳,开始哺乳。

● 放松心情

刚经历分娩过程的新手妈妈,可能还不能立刻走出生产痛苦的阴影,同时由于体内激素的变化和角色的转变,会产生一定的抑郁情绪。这些都是非常正常的生理和心理变化,不需要过于紧张。但新手妈妈此刻一定要尽量调整心情,以免情绪影响激素的分泌而影响开奶。

● 合理饮食

产后不宜立刻进补,无论对于产后恢复和哺乳来说都非常重要。产后应该多吃些山楂、红糖以及富含胶原蛋白的食品,并补充粗纤维。一方面促进伤口愈合,一方面帮助排除恶露,还能疏通乳腺组织。

● 按摩乳房

和前文介绍的按摩方法一样,借由按摩乳房帮助疏通乳腺和排出乳汁。同时可以配合热敷,效果更好。

开奶时没有奶水怎么办

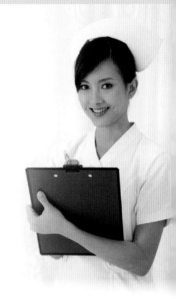

实际应用上述的方法之后，一般妈妈通常都可以顺利喂奶。如果在开奶中遇到一些困难，过程并不顺利，应该怎么办呢？

● 及时求助医生

产后住院时，应该多向医生请教关于哺乳的问题，尤其是在开奶时遇到状况，要及时向医生求助。

● 请专业开奶师帮忙

现在有一种专业开奶师，可以进行专业按摩和提供有关开奶的技术支援。但如果经过正确按摩及适时让宝宝吸吮使乳汁通畅，可以减少不必要开销。

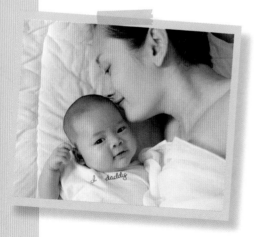

● 借助宝宝爸爸和吸奶器的力量

有句俗话叫做"吃奶的劲儿都使出来了"，可见对于宝宝来说，吃奶也是一件很费力气的事。有的宝宝由于身体的原因吸吮能力不够强，没有足够的力气吸出乳汁，无法给妈妈乳头足够的刺激；或妈妈的乳腺不够通畅，乳汁无法排出，这时就需要借助外力来帮助妈妈开奶了。这里所说的外力就是宝宝爸爸和吸奶器，爸爸可以帮助宝宝吸吮妈妈乳头，只要乳汁能够顺利泌出，爸爸就可以功成身退。使用吸奶器的道理也是一样。

●使用乳头保护器

尽管孕期已经做了充足的乳房护理，但是宝宝的吸吮力道还是经常会让妈妈的乳头异常疼痛，甚至发生破溃。市面上有一种乳头保护器，仿真效果非常好，不会让宝宝察觉有异。如果新手妈妈实在被宝宝吸得疼痛难忍，可以间或使用乳头保护器进行保护，但不宜长期使用，毕竟它不是乳头，有二次污染的可能。而且妈妈的乳头也需要加以"磨炼"，为长期哺乳打好基础。

●宝宝不在身边也要做好开奶准备

有的宝宝出生后由于身体原因需要特殊护理，不能实行"母婴同室"。这时，为了能够顺利实现母乳喂养，妈妈也要自己做好开奶的工作。可以让宝宝爸爸帮忙或使用吸奶器完成开奶，并且要定时吸出奶水，保证充足的乳汁迎接宝宝。

开奶的误解

开奶是整个母乳喂养的开端，开奶的成败决定着妈妈是否能顺利哺乳，但同时要注意到开奶过程中极易产生的两个误解：

误解一

反正宝宝也吸不到，何必让他那么早就吸吮乳头呢

很多妈妈认定了这个观点，让宝宝一出生接触到的第一个"饭碗"不是妈妈的乳头，而是冰冷的奶嘴。这样会令

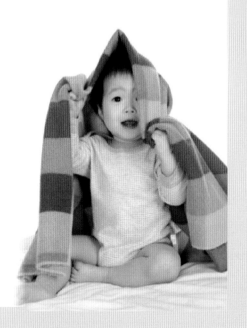

宝宝产生错乱，不再认妈妈的乳头，导致妈妈奶水丰沛而宝宝却不屑一顾的尴尬局面，使母乳喂养彻底失败。因此，一定要让宝宝先接触妈妈的乳头，完成吸吮的过程，让宝宝对妈妈的乳头产生认同。而且这时宝宝的吸吮对妈妈的身体恢复来说，也是很有帮助的。

误解二

哺乳需要大量营养，没奶水就要大量进补

很多妈妈为了实现母乳喂养，产后很早就开始进补，以为这样会有益泌乳，事实上这也是错误的观念。开奶的过程中，要以清淡、粗纤维、活血化淤的食物为主，帮助乳汁顺利排出。如果在还没有开始泌乳时就大量进补，会造成乳腺堵塞，使乳房内的初乳无法排出，造成开奶困难。等妈妈顺利泌乳后，再在饮食上加强营养，提高母乳品质，才是正确的做法。

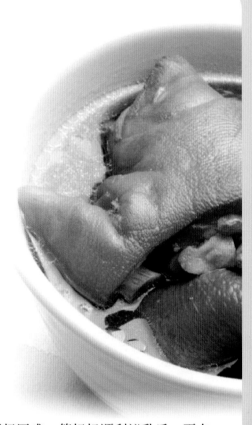

通常在经过上述环节的努力之后，都可以顺利开奶，开始母乳喂养的幸福时光。

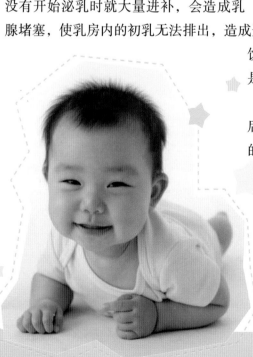

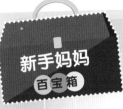
新手妈妈
百宝箱

珍贵的初乳不可浪费

宝宝从出生就开始定时吸吮妈妈的乳头，不仅可以帮助妈妈顺利泌乳，还可以让宝宝吃到珍贵的初乳。妈妈产后 7 天内分泌的乳汁称为"初乳"，第 7~14 天的乳汁称为"过渡乳"，14 天后的乳汁称为"成熟乳"。其中初乳营养丰富，稀少珍贵，千万不要让宝宝错过。

初乳颜色略黄，浓稠，量少。量虽少，但足够出生 7 天内的宝宝食用。初乳中含丰富的蛋白质、免疫球蛋白，维生素 A 含量也很高，对宝宝非常有益。初乳中乳糖和脂肪含量比成熟乳低，更适合宝宝幼嫩的肠胃。

此外，初乳中的乳铁蛋白和溶菌酶含量大大高于过渡乳和成熟乳，乳铁蛋白对于预防婴儿贫血很有帮助；而溶菌酶是婴儿成长不可缺少的蛋白质，可以保护宝宝肠道及肠道内的有益菌，避免各种感染。

从一出生就开始吃母乳的婴儿，通常不会出现新生儿黄疸症，因为初乳中含有能够代谢胆红素的物质。初乳中的生长因素，可促进宝宝肠道发育，还能帮助宝宝减少过敏反应。初乳中白细胞和抗体的含量很多，免疫系统尚未成熟的宝宝，依靠这些白细胞和抗体可以抵抗各种病原体的威胁。最为神奇的是，初乳还能通便，帮助宝宝排出胎便。

产后 7 天内的初乳，是宝宝一生中最珍贵的营养食品，一定要尽可能让宝宝吃到。新手妈妈在开始泌乳之后，要根据宝宝的需要定期哺乳，不浪费一滴珍贵的母乳。

有的宝宝由于身体原因需要特殊护理，不能留在妈妈身边。这时妈妈可以用吸奶器将初乳吸出交给护理人员，请他们帮忙喂给宝宝。

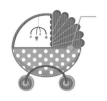

第4节

优质母乳吃出来

优质的母乳需要丰富的营养作后盾，哺乳妈妈要用健康合理的饮食给身体足够的营养，才能保证乳汁的养分能提供宝宝成长所需。哺乳妈妈该如何正确饮食才能保证奶水丰沛、营养全面呢？

 开奶阶段的饮食要点

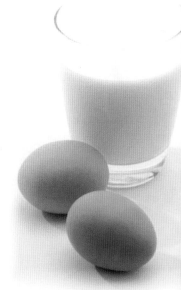

开奶阶段的饮食以排淤、疏通为主，目的是让奶水尽快充足开始哺乳。这时不宜食用过多补品和汤水类食物，以免乳腺尚未通畅时引起乳汁淤积，造成不必要的痛苦。

此阶段的饮食要清淡好吸收，营养丰富不油腻，不宜过硬，流质或半流质食物是不错的选择，以下推荐几种食物：

·**牛奶和优酪乳**：富含钙质、蛋白质，营养均衡又好吸收。但是要注意优酪乳要放到合适的温度再食用，不可过凉。牛奶则最好温热后食用，避免刺激肠胃。

·**豆浆**：豆浆营养丰富，还能帮助调节女性体内的激素。

·**蒸蛋**：易吸收，营养丰富。

·**红糖水煮蛋**：红糖水活血化淤，加入鸡蛋同食可补充营养。

·**小米粥**：小米是产后恢复的极佳食品。可在小米粥里加入红糖、山药、玉米、红豆、红枣等一起熬煮，更有活血排淤疏通的作用。

·**新鲜蔬菜**：补充维生素、微量元素及纤维素，有助于开奶，还能防止便秘。

·**温性水果**：不吃过于寒凉和热性的水果，苹果、香蕉、柳橙等常见水果都不错，可以补充维生素，防止便秘。

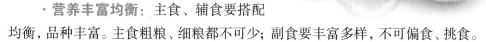

开奶后的饮食要点

成功开奶后，哺乳妈妈的饮食需要根据身体情况进行调整，要做到健康均衡、营养丰富。哺乳妈妈的饮食应该注意以下几点：

·**营养丰富均衡**：主食、辅食要搭配均衡，品种丰富。主食粗粮、细粮都不可少；副食要丰富多样，不可偏食、挑食。

·**少量多餐**：哺乳妈妈应该少量多餐，减少肠胃负担，便于营养吸收，有助于乳汁分泌。

·**摄取充足蛋白质**：哺乳妈妈需要摄取足够的蛋白质，母乳中才能含有丰富的蛋白质供宝宝生长，鸡蛋、牛奶、坚果、豆类、豆制品的蛋白质含量都很丰富。

·**钙质不可少**：哺乳妈妈对钙质的需要量很大，应该注意从饮食中摄取足够的钙质。豆类食品和豆制品、牛奶、优酪乳、卷心菜、花菜、西兰花、芥兰、绿叶蔬菜、芝麻，以及坚果类食品的含钙量都很丰富。

·**保证铁的摄取**：哺乳妈妈要保证铁质的摄取，防止自己和宝宝出现贫血。菠菜、乳制品、全麦面包、豆类、豆制品、芝麻、鸡蛋都是不错的选择。

·**蔬菜水果适量吃**：富含丰富的维生素和微量元素的蔬菜、水果，是哺乳妈妈的必备食品，蔬菜、水果选择新鲜应季的，食用时不可贪凉。

·**烹调方法要科学**：尽量不用油炸的方式烹调，以蒸、煮、炒、炖的方法处理食物较佳。

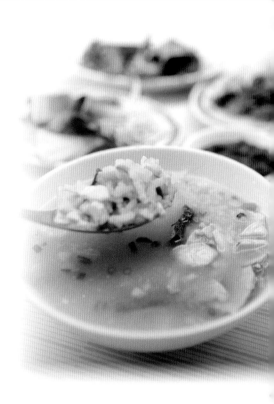

·**控制盐分摄取**：哺乳妈妈饮食中的盐分过多，会让宝宝摄取过多的盐分，盐中的钠含量过高，会造成宝宝肾脏负担过重，不利于生长发育。哺乳妈妈应该注意不食用过多的盐分，不吃盐渍食品，但也无须饮食中完全不加盐，只要在科学合理范围内即可。

·**足够的水分**：哺乳妈妈每日要摄取足够的水分，才能分泌出足够的乳汁。饮食中可以多喝汤、牛奶、豆浆等，也可多喝白开水。

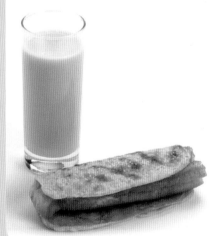

哺乳期饮食的宜与忌

有很多食品有催乳的作用，如果妈妈感觉自己乳汁分泌不足，可以食用一些，例如：金针菇、茭白、莴苣、豌豆、豆腐、花生、黑芝麻、丝瓜等，都是很好的催乳素食。

此外，哺乳妈妈在饮食上有一些禁忌需要特别注意：

·**忌辛辣刺激**：辛辣刺激的食物会直接影响母乳品质，影响宝宝健康。

·**忌高脂肪饮食**：饮食中脂肪含量过高会引起宝宝腹泻，也不利于妈妈产后恢复身材，适量摄取即可。

·**忌含添加剂的食品**：过多的添加剂会影响宝宝的身体和智力发育，而且对妈妈的健康也没有好处。

·**忌寒凉食物**：即使出了月子，哺乳妈妈也应该注意不可食用寒凉食物，避免影响乳汁的分泌与品质，以及造成宝宝腹泻。

·**忌咖啡因**：咖啡因会造成宝宝躁动，影响宝宝发育。

·**忌退奶食物**：麦芽、花椒、八角、味精、豆角、茶叶、韭菜、豆豉、茴香、人参、冬菇、醋等食品具有退奶作用，不过退奶食品因人而异，有些不大量食用并不会引发退奶。哺乳妈妈在饮食上需要留意，尤其是奶水少的妈妈更应该多加注意。

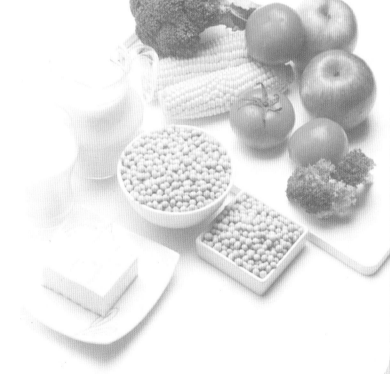

第5节

科学按摩助您乳汁丰沛

　　孕期里和开奶时适当按摩乳房，可以帮助顺利哺乳。开始哺乳后，也要养成按摩乳房的好习惯，让乳汁更加丰沛，哺乳更加顺利。

　　适当的按摩可以帮助乳腺疏通，给予足够的刺激，有助于乳汁分泌，帮助乳汁涌出，减少宝宝吸吮的难度，并防止妈妈乳头受伤。

　　妈妈也可以根据自己的感受进行按摩，只要能达到疏通乳腺和刺激泌乳的作用就可以了。按摩后如果有乳汁溢出，就可以给宝宝喂奶了。

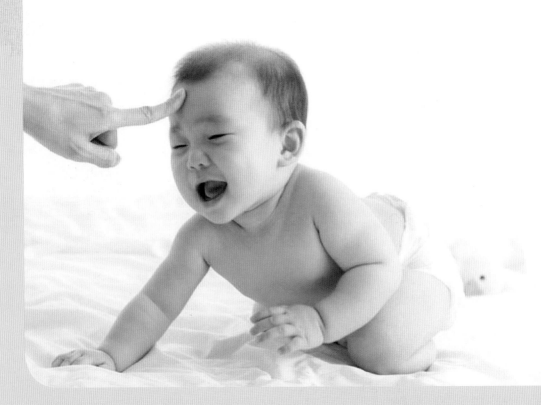

乳房按摩的方法

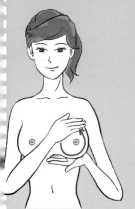

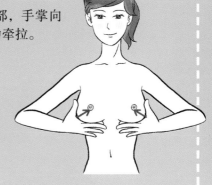

方法二

双手托住乳房根部，手掌向乳头方向稍微用力牵拉。

方法一

一只手轻轻托住乳房，另一只手环绕乳房轻轻按摩，然后换另一边。

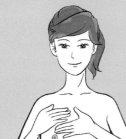

方法三

双手轻柔地从乳房任意位置开始揉搓，感觉温热后换个位置继续揉搓，直至揉搓完乳房全部位置，力度以自己感觉舒适为宜。

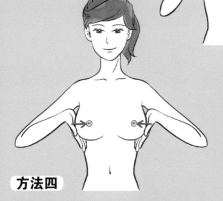

方法五

用手指捏住乳头向上牵拉。

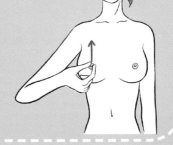

方法四

双手轻轻地自乳房根部向乳头方向呈直线按摩（揉搓、牵拉、点压都可），直至覆盖全部乳房。

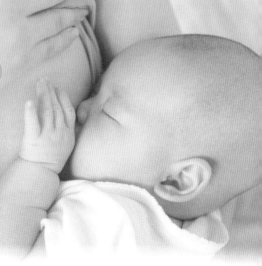

 ## 乳房按摩的注意事项

●按摩时手要温热

进行乳房按摩时手部一定要温热，不可过凉。温热的手可以帮助乳腺打开，有助疏通乳腺和乳汁分泌。如果手部温度过低会刺激乳腺收缩，起相反的作用。

●按摩时手要保持清洁

进行乳房按摩时一定要做好手部的清洁，避免乳房和乳头被细菌感染。

●按摩时力度要适中

按摩时要根据自己的需要调整力度，力度过小达不到按摩的效果，过大则会伤害乳腺。

●按摩不可过量

不需每次哺乳前都进行按摩，每天进行 2~3 次，每次 10 分钟左右即可。要给予乳房休息的时间，过度按摩会伤害乳腺，并形成依赖。

●按摩可以请丈夫帮忙

如果妈妈感觉自己按摩过于疲劳或不顺手，可以请丈夫帮忙。但丈夫一定要根据妻子的情况调整好力度，避免用力过大造成疼痛。

快乐心情助您哺乳顺利

妈妈的情绪会大大地影响母乳的品质，情绪低落、心理压力过大会影响泌乳素、催产素的分泌；还会影响肠胃功能，阻碍营养物质的吸收，造成母乳品质下降。

 ## 影响母乳妈妈情绪的原因

很多女性都会在哺乳期间经历不同程度的心理和情绪困扰，这是很常见也很正常的现象，造成情绪问题的主要原因如下：

●荷尔蒙的变化

产后雌激素浓度急剧下降，会让新手妈妈产生情绪抑郁的变化。

●对身份转变的不适应

刚当妈妈的女性，心理会产生恐慌和不适应，引起情绪变化。

●对哺乳状况不满意

很多新手妈妈担心母乳品质不佳与不足，造成心理压力过大。

●睡眠不足

照顾宝宝的工作繁重，夜里要多次起来哺乳，睡眠不足过于疲劳，会直接影响情绪。

●其他影响情绪的因素

婆媳问题、夫妻关系问题、担心事业受影响，以及其他一些家庭问题，也会影响妈妈的情绪。

做个快乐的哺乳妈妈

针对上述影响情绪的原因，要学会及时调整自己的心情，排遣不良情绪的干扰，做个快乐的哺乳妈妈。

●正视产后抑郁

很多新手妈妈对产后抑郁过分在意，反而造成恶性循环：情绪越来越差，症状越来越严重。其实产后抑郁是很正常的生理和心理变化，新手妈妈要正确面对，理性化解，不要认为自己不正常。

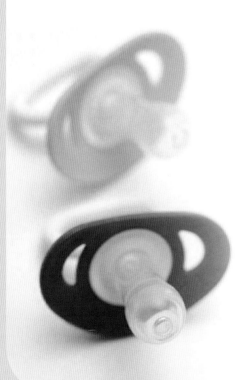

●坚定哺乳的信心

一般身体健康的女性都可以实行哺乳，只要妈妈营养均衡，母乳也会非常健康，给宝宝足够的生长支援。妈妈不要过度纠结于"母乳好不好""母乳够不够"的问题，与其担心烦恼，不如付诸行动，从各方面调整自己的饮食作息，使用科学的方法提高母乳的质和量。

●相信自己

要相信自己能做一个好妈妈，可以透过书籍和网络丰富育儿知识，也可以多向身边有经验的妈妈请教。

●适当安排休息

哺乳妈妈确实很辛苦，尤其是夜里要经常起来喂奶，睡眠品质难以维持。为了身体健康，妈妈可以在白天宝宝睡觉时补充睡眠，也可以让家人分担一些家务。如果实在太累，可以请保姆或钟点工帮忙。总之要适时充分地休息，身体的舒适会让妈妈保持良好的心情。

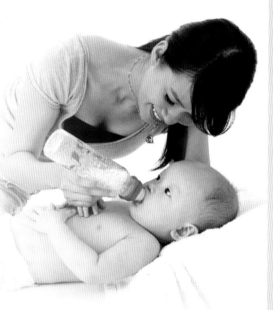

●学会疏导情绪

不如意的事情总会发生，哺乳妈妈要学会对一些可能引起情绪不满的、不重要的事情视而不见，把不开心的问题看淡一些。要学会向信任的人倾诉，别人的同情和劝解可以给自己力量。有时可请丈夫或其他人帮忙照看孩子，自己出去逛逛街、看看电影，以此来调节心情。也可以听一些轻柔的音乐放松自己，同时也对宝宝进行音乐启蒙。天气好时可以带着宝宝到外面呼吸新鲜的空气，稍微晒晒太阳，对自己和宝宝都非常有利。

妈妈的情绪往往会影响宝宝的情绪，做一个快乐的哺乳妈妈，对妈妈和宝宝都意义重大。寻找各种适合自己的放松心情、调整心理的方法，只要能让自己开朗、快乐，就是适合自己的好方法。

第7节

拥有充足奶水的秘密武器
——吸奶器

　　想让母乳越来越多，还有一个秘密武器可以使用，就是吸奶器。乳汁的产生受脑下垂体分泌的泌乳素影响，乳汁排出的越多，就会产生更多的泌乳素，分泌出更多的乳汁。乳汁没有排空，泌乳素分泌就会减少，乳汁就会减少甚至退奶。因此排净乳房内的乳汁，不仅能避免积乳和乳腺炎，还能让乳汁保持充足，甚至越来越多。

　　吸奶器可以协助排空乳房，让妈妈的奶水慢慢多起来。此外，对于吸吮力小的宝宝和奶量较少的妈妈来说，可以调高吸奶器的强度，加大对乳头的刺激，达到刺激泌乳的作用。

　　吸奶器是很多哺乳妈妈都会用到的哺乳辅助工具，有手动和电动两种。手动吸奶器的优点是可以自己调节力度和角度、轻便好拿；缺点是费力气。电动吸奶器的优点则是省力，吸奶效果好，缺点是价格较高，偏重一些。妈妈可以根据自己的经济情况、奶量情况加以选择，特别推荐奶多的妈妈使用电动吸奶器，省力又方便。

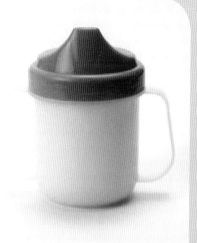

　　吸奶器除了可以让乳汁丰沛外，当妈妈和宝宝分离时，或妈妈出现乳头破溃、乳腺炎时，及职场妈妈需上班等各种无法亲自哺乳的情况出现时，吸奶器也是妈妈储集乳汁、排出乳汁的绝佳帮手。

　　使用吸奶器须注意以下几个要点：

●吸奶器要保持清洁

　　使用后要及时、彻底清洁，使用化学类清洁剂清洗后要注意冲洗干净，要进行高温消毒。消毒后要自然风干，24 小时内如没有使用，再次使用前要再消毒。

●使用时不可用力过大

　　使用时要根据自己的乳房情况调节力度。有的妈妈认为力度越大泌乳越多、吸奶越多，结果却造成疼痛甚至乳头损伤。

●不可过度依赖吸奶器

　　有些妈妈喜欢用吸奶器将奶水吸出装进奶瓶里喂宝宝，但这里并不建议妈妈过度依赖吸奶器。因为直接哺乳不仅可以避免二次污染，还可以增进宝宝和妈妈的亲密关系。因此除非迫不得已，最好还是直接哺乳。

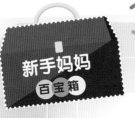

如何拥有充足的奶水

·**避免乳头受伤**：宝宝吸吮不当、过度按摩和吸奶器力度过大都会造成乳头受伤。乳头受伤会造成妈妈身体上的痛苦，破溃的伤口也会增加罹患乳腺炎的风险。乳头受伤后影响喂奶，也会影响母乳的产量。哺乳妈妈一定要注意保护好自己的乳头，配合使用乳头保护器。一旦发生乳头破溃，要特别注意卫生，同时注意定时以较不痛苦的方法吸奶，防止奶水减少。

·**两边乳房都要喂**：有的妈妈由于哺乳姿势或单侧乳头凹陷等原因，习惯喂宝宝一侧乳房，造成另一侧乳房乳汁减少，还会引起两侧乳房大小不同的问题。哺乳时两边乳房都要喂，两侧乳房才会均衡，而且奶水量多。

·**让宝宝多吸吮**：乳汁的产生是个神奇的过程，宝宝的吸吮会刺激妈妈产生泌乳素，帮助乳汁分泌、乳腺畅通，因此让宝宝多吸吮是妈妈奶水充足的最佳方法。

·**注意排空乳房**：无法进行哺乳时，要注意定时吸奶、排空乳房。有的妈妈母乳过多宝宝吃不完，哺乳后也要使用吸奶器或以手挤奶排空乳房。这样做可以避免出现积乳、奶量减少，还能确保宝宝每次吃到的都是最新鲜健康的母乳。

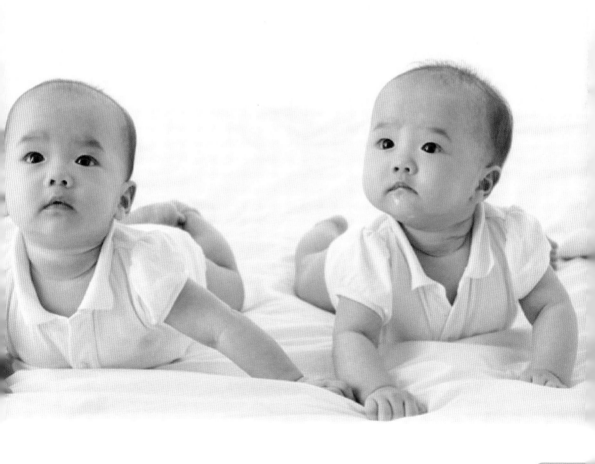

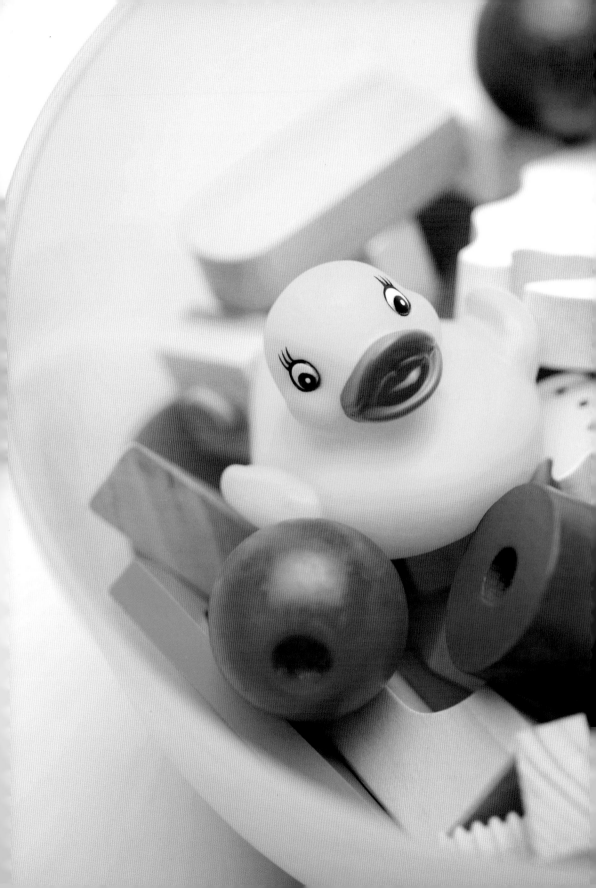

第 3 章

做个称职"奶妈"的私房秘籍

有人会说：哺乳有那么困难吗？不就是把乳头放进宝宝嘴里，
饿了就吃啦！其实，哺乳看似简单，但其中的方法和诀窍很多，
如果方法不当，不但会让妈妈非常辛苦，
宝宝还不一定能保证吃得饱、吃得好。
但是要怎么做才能让哺乳成为一件快乐的事情呢？
怎么样才能让宝宝吃得好，妈妈又轻松快乐呢？
在这一篇，我们将介绍一些有关哺乳的方法，
让哺乳成为一件很轻松、很惬意的事。

第1节

哺乳的正确步骤

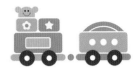

合理的哺乳步骤，不但能让哺乳的过程更洁净卫生，也能让整个哺乳过程更轻松，妈妈和宝宝更能享受这美妙的过程。

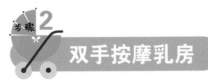

步骤1 清洁双手及乳房

哺乳前，妈妈要用温水清洁双手，如果有使用化学清洁剂一定要冲洗干净。然后用温热的毛巾擦拭乳头及乳晕，力度要适中。哺乳时，妈妈的手和乳房一定要保持温热，这样宝宝吃奶时才会感觉很舒适。

步骤2 双手按摩乳房

以温热的双手温柔地按摩乳房，促进乳汁分泌。

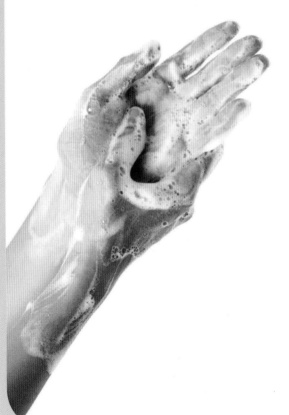

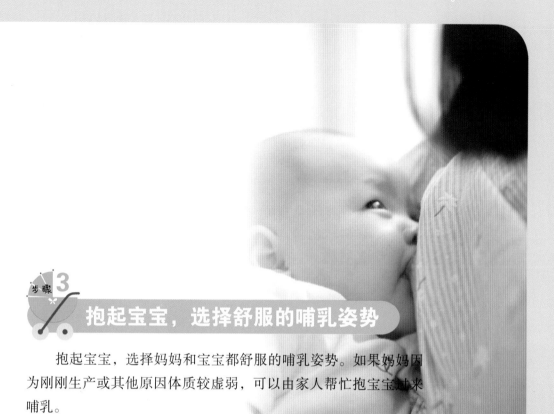

步骤 **3** 抱起宝宝，选择舒服的哺乳姿势

抱起宝宝，选择妈妈和宝宝都舒服的哺乳姿势。如果妈妈因为刚刚生产或其他原因体质较虚弱，可以由家人帮忙抱宝宝过来哺乳。

步骤 **4** 托起乳房

四指并拢，大拇指张开，自乳房下方向上托起乳房。如果妈妈的奶水较多，可以将手指呈剪刀式托起乳房，控制母乳排出的量，避免奶水过多呛到宝宝。

步骤 **5** 引起宝宝觅食反射

以乳头轻碰宝宝嘴唇，宝宝就会引起觅食反射，自己会张开嘴唇寻找乳头。这时，轻轻将乳头和绝大部分乳晕放入宝宝口中。尽量让宝宝多含乳晕，不要让宝宝只吸吮乳头，这样可以避免乳头受伤。

步骤 6 轻轻向后退 5 毫米

待宝宝含住乳头和乳晕后，妈妈可以轻轻地挪动身体，让乳房向后退五毫米。这样做的目的是将乳腺管拉直，便于宝宝吸吮和乳汁的排出。

步骤 7 温柔地注视宝宝

以温柔的目光和宝宝进行交流，让宝宝感受到浓浓的母爱。哺乳的时间是妈妈和宝宝进行亲子交流的最佳时刻，千万不要浪费这段宝贵的时光。

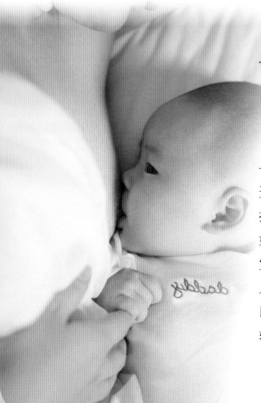

步骤 8 先吸空一侧乳房 再换另一侧

让宝宝吸空一侧乳房后，再换另一侧。下一次哺乳时，则从后喂的乳房开始喂奶。换另一侧的乳房时，妈妈要把手指轻轻放入宝宝口中，打断宝宝吃奶，然后抽出乳头。重复第五步引起宝宝觅食反射，再将另一侧乳头和乳晕放入宝宝口中。切记不可强行抽出乳头，以免乳头受伤。一定要注意两边乳房要轮流哺乳，这样才可以保持奶水充足，并且避免两边乳房出现大小不一样等问题。有的妈妈因为乳头缺陷或哺乳姿势的习惯，喜欢只喂一侧，长期这样对哺乳没有好处。

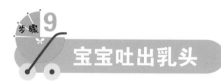

步骤 9　宝宝吐出乳头

宝宝吃饱后，会自觉松口吐出乳头，这是宝宝吃饱后的自然反应，这时乳头就会自然从宝宝口中脱出。

步骤 10　给宝宝拍嗝

喂奶后，妈妈要将宝宝竖着抱起，将宝宝的头轻轻放在自己肩头。五指并拢，手掌呈拱形，自宝宝腰部向上拍背，一直拍到脖根的位置。如果宝宝吃奶时睡着了，由于人体气管位置，则要注意让宝宝右侧卧，避免宝宝吐奶呛入气管。

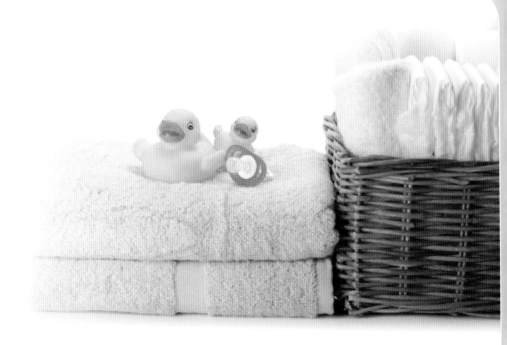

步骤 11

将乳汁抹在乳头上

哺乳后，将剩余的乳汁挤出一些抹在乳头，然后让乳头自然风干，这是对乳头最好的保护，可以防止乳头龟裂并滋润乳头的皮肤。

步骤 12

排空乳房

如果宝宝吃饱后，乳房内还有剩余的乳汁，则要用吸奶器或用手将乳汁挤出，让乳房排空。

完成上述 12 个步骤，一次完美的哺乳就结束了。使用这样的方法给宝宝喂奶，不但可以保证卫生、安全，还会让妈妈和宝宝都非常舒适。

哺乳后拍嗝很重要

宝宝吃奶时，会吸入一些空气到胃里。因此宝宝吃奶后，一定要帮宝宝拍背，让宝宝透过打嗝的方式排出多余的气体。否则由于宝宝胃部尚未发育完全，很容易吐奶。如果吐奶时正巧是仰卧或左侧卧的姿势，则有可能将吐出来的奶水吸入呼吸道，严重时甚至会造成生命危险。

需要注意的是，并非每次拍背宝宝都会打嗝，如果用上述的拍背方法没有让宝宝打嗝，则需要将宝宝竖抱 20~30 分钟，月龄小的宝宝在竖抱时务必将宝宝的头部支撑好，以免伤害宝宝的颈椎。

如果宝宝没有打嗝，要尽量让宝宝保持右侧卧，最好多陪伴宝宝一些时间，避免发生危险。为让宝宝保持右侧卧，可先将宝宝轻轻扶至右侧卧的姿势，然后在宝宝背后放一个柔软度适中的枕头，既不会让宝宝感到不适，也不会让宝宝很轻易回复到仰卧的姿势。

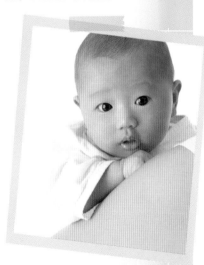

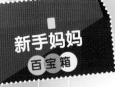

新手妈妈
百宝箱

奶阵出现怎么办

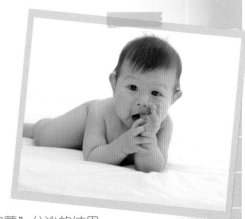

●什么是奶阵

哺乳妈妈有时会感觉乳腺膨胀并伴有胀痛感，乳房发硬，大量产生乳汁，并可以看到乳汁呈喷射状或非常快速地流出，这就是"奶阵"。奶阵的发生是由于宝宝吸吮的刺激、即将喂奶时的反射，或听到宝宝哭泣和思念宝宝时体内"母爱荷尔蒙"分泌的结果。

在奶阵出现时喂奶，容易让吸吮能力不强的宝宝发生呛奶。这时，妈妈应该用中指和食指呈剪刀状夹住乳晕，控制奶水量，避免呛到宝宝。

●喂奶时另一侧乳房分泌奶水怎么办

很多奶水充足的妈妈在奶阵出现的时候，另一侧乳房也会分泌出乳汁，流到妈妈、宝宝的衣服上，床单上或其他地方，是件很令人头疼的事情。

因此妈妈在喂奶前，可以准备一条干毛巾垫在另一侧乳房的下方，吸净流出的乳汁。也可以用手指蘸着流出的乳汁，轻轻涂抹在宝宝的脸上，这是对宝宝皮肤非常好的母乳按摩，让宝宝皮肤更加健康白嫩。

正确的姿势，
让哺乳过程轻松愉快

选对哺乳姿势，不但可以让宝宝吃得舒服，还可以避免妈妈出现腰背疼痛、颈椎病等问题，让妈妈喂得轻松，宝宝吃得顺利。

一般常用的哺乳姿势有哪几种呢？

 第1式：摇篮式

将宝宝横抱在自己的腿上，面向自己，宝宝的头靠在自己的手肘内侧，妈妈的前臂和手沿着宝宝后背一直伸到宝宝的腰部，支撑好宝宝的脖子、背部以及腰部，并用同侧乳房哺乳。另一只手要轻轻托住乳房，方便宝宝的吸吮。

这是一般妈妈最常用也是最经典的哺乳姿势，这种姿势只需露出一侧乳房即可，适合外出哺乳时采用。但对于剖宫产手术伤口还没恢复的妈妈来说，这个姿势对于腹部的压力过大，应该等伤口恢复后再采用。

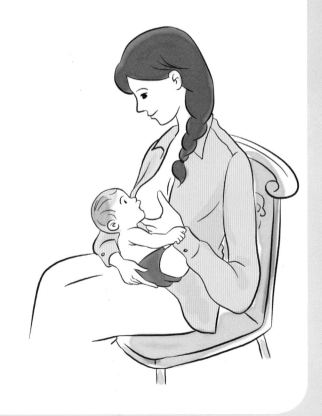

第2式：交叉式

这种姿势也称为"交叉摇篮式"，与摇篮式很接近。都是将宝宝横抱在身前，面向自己。与摇篮式姿势不同之处在于，是以哺乳所用乳房对侧的手臂来支撑宝宝的身体。比如以右侧乳房喂奶，宝宝的头部放在右侧乳房旁边，妈妈的左臂自宝宝腰部伸向宝宝头部，并用手托住宝宝头部。妈妈可以用右手配合左手托住宝宝头部。

这种姿势和摇篮式相比，更适合刚刚出生不久的宝宝，妈妈可以自己的手移动宝宝头部的位置，帮助宝宝寻找乳头，可以透过手上下移动协助宝宝吸住乳头。

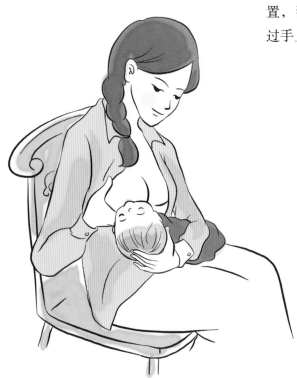

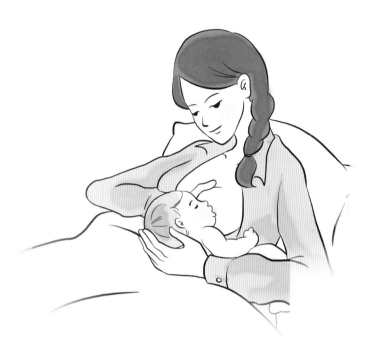

第 3 式：橄榄球式

像运动员夹橄榄球一样把宝宝夹在自己的胳膊下方，因此，这种姿势被称为"橄榄球式"。

妈妈坐好后将宝宝夹在一侧胳膊下方，宝宝头部靠近乳头，脚在妈妈的身体外侧。用同侧手臂支撑宝宝的身体，以手托住宝宝的头。另一只手可以托住乳房，便于宝宝吸吮。

这种姿势非常适合剖腹产的妈妈使用，可以大大地减轻腹部的压力。在奶水较多时，这个姿势便于妈妈调整乳房的形状，让宝宝顺利吃到奶。

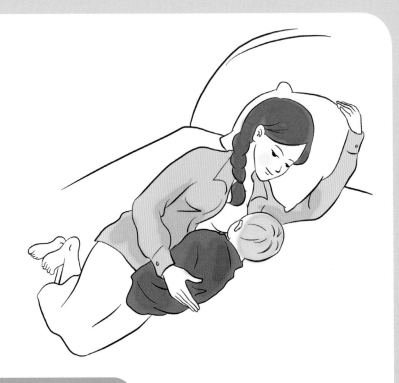

第4式：侧卧式

　　这是一种很舒服、很轻松的哺乳姿势，因为妈妈和宝宝都是躺着的姿势，躺着就可以完成哺乳，相当轻松。妈妈和宝宝面对面侧躺在床上，宝宝头部可以用小枕头支托，不建议躺在妈妈的臂弯上，嘴和乳头在同一高度。妈妈的另一只手轻轻托住宝宝腰部，给宝宝腰部一定的支撑，宝宝就可以顺利吃奶了。

　　这种姿势适合夜里使用，宝宝和妈妈不用起床就可以完成哺乳。对于月龄较小侧躺有困难的宝宝，妈妈可以将宝宝扶侧卧后，在宝宝背后垫上一个枕头。需要注意的是，由于这个姿势很轻松舒适，劳累的妈妈很容易在哺乳中昏沉睡去，媒体曾经报道有妈妈因哺乳时睡着，乳房压住宝宝口鼻造成宝宝窒息死亡，以及宝宝呛奶造成窒息的不幸事件，因此妈妈哺乳时一定要保持清醒。

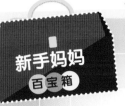

新手妈妈
百宝箱

选择舒适的椅子

上述 3 种姿势都是坐姿,因此选择一张好椅子非常重要,以下**提供 3 种建议供参考:**

●选择高低适中的椅子或沙发,要有靠背

妈妈舒服地坐在椅子上,注意要坐到椅子根部,使自己的后背能适切地贴合椅背,不要选择椅背后仰的椅子。

●选择有扶手的椅子

最好是柔软度适中、左右都有扶手的单人沙发。在使用摇篮式和交叉式哺乳时,妈妈可以将手肘放在扶手上以减轻压力,使用橄榄球式时,可以将宝宝的腿和屁股轻靠在柔软的扶手上,然后用手臂支撑住宝宝腰部以上的位置。

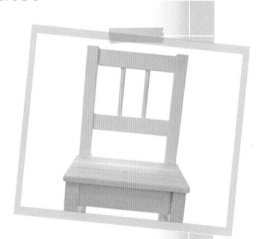

●适当地垫高脚部

在使用摇篮式和交叉式哺乳时,妈妈可以根据自己的身高、椅子高度的实际情况,用茶几、咖啡桌或小椅子将脚垫高,但注意腿不要伸直,要屈膝使大腿和身体保持一个合理的角度,妈妈的手臂可以放在腿上,让哺乳更加轻松。

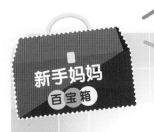

新手妈妈百宝箱

究竟哪种哺乳姿势适合我呢

前文介绍了4种哺乳姿势，妈妈们该如何选择适合自己的哺乳姿势呢？

哺乳姿势无所谓好与坏，适合自己的就是最好的。笔者给女儿哺乳时，采用最多的就是侧躺的姿势，这个姿势很轻松一点都不累，母女配合得很好。

妈妈可以根据自己的身体情况、行为习惯、宝宝的身体情况、吸吮能力等，选择适合自己的哺乳姿势。通常妈妈和宝宝经过短时间的磨合，就能找到合适的哺乳姿势了。

使用枕头、靠垫等帮忙哺乳

上文中提到采用侧躺式哺乳时，妈妈可以将枕头放在宝宝身后帮助宝宝保持侧躺的姿势。其实不论采用何种哺乳姿势，都可以巧妙利用枕头、靠垫让哺乳更加舒适。

身材较高的妈妈采用摇篮式、交叉式哺乳时，要将手臂抬高才能将宝宝的嘴靠近乳房，这个姿势久了会非常累，这时可以在腿上放一个枕头或靠垫，将手臂放在上面，配合垫高脚部，可以减轻胳膊的压力。

市面上还有哺乳专用的枕头，使用起来也非常方便，妈妈们可以根据自己的需要选择使用。

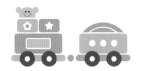

哺乳的时间频率

    很多人都认为宝宝应该按时吃饭，所以就定时哺乳。笔者有一个朋友，因为恪守 "新生儿两个小时喂奶一次" 的教条规定，半夜起来给孩子喂母乳，孩子睡着不醒，就用弹脚心、捏小手等 "霸道" 的方法叫醒宝宝，目的就是为了给孩子喂母乳，结果就是大人半夜三更无法睡觉，宝宝也因为被叫醒而哇哇大哭。

    有的妈妈遵从多大的宝宝应该多久吃一次奶的规定，坚持 "按时哺乳"，不到时间不喂奶，即使孩子饿了、即使自己奶涨了也不给孩子喂奶，一切以时间为准绳，结果弄得妈妈和宝宝都很紧张，既影响了妈妈的母乳品质和产量，还影响了宝宝的成长发育，最严重的还会造成哺乳失败。

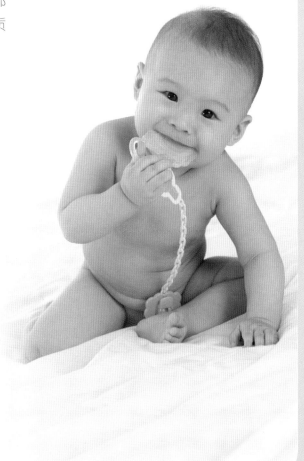

喂养母乳应该实行"按需哺乳"

所谓按需哺乳，就是宝宝饿了，或是妈妈涨奶了宝宝又想吃，就可以喂奶，不用按照时间规定。按需哺乳，是最合乎自然，也是对妈妈和宝宝都有好处的喂养方式。

●按需哺乳有助于宝宝的消化吸收

根据宝宝的饥饿需求进行哺乳，宝宝胃中的奶水已经消化吸收完毕，这时吃奶，奶水中的营养物质可以充分被宝宝的肠胃吸收。

●按需哺乳有助于预防肥胖症

减肥应该少量多餐，绝不应该在不饿时进食，这个道理同样适用于宝宝。按需哺乳可以让营养物质恰到好处地消化吸收，需要多少吃多少，不会缺乏也不会浪费，不会有多余热能在体内积存，造成宝宝的肥胖。

●按需哺乳有助于母乳分泌

宝宝的吸吮可以让妈妈乳汁丰沛，尤其是刚刚出生的宝宝，由于胃容量小，吃奶次数会很频繁，刚生产的妈妈奶水也不会很多，透过宝宝不断地吸吮可以刺激妈妈脑下垂体分泌泌乳素及催产素，让乳汁越来越多。

●按需哺乳能避免积乳

宝宝饿了就喂奶，妈妈涨奶了就喂奶，这样可以让乳房中不积存乳汁，及时排空，避免积乳，甚至罹患乳腺炎。

实行"按需哺乳"常常会遇到的问题

Q1: 宝宝吃奶太频繁了，怎么办

新生儿吃奶频繁是非常正常的，宝宝胃容量小且吸吮能力有限，通常 1~2 个小时就需要哺喂一次。但随着宝宝年龄增长，胃容量增大、吸吮能力加强，自然而然就会延长吃奶的间隔时间。刚刚开始哺乳时，妈妈会比较辛苦，随着宝宝长大会慢慢好转，并形成规律的吃奶时间表，妈妈也渐渐能掌握宝宝的时间规律来哺乳。

Q2: 宝宝夜里吃奶次数下降，会影响生长发育吗

有的妈妈会发现，宝宝白天约两个小时吃一次奶，但夜里频率就下降，因担心会影响宝宝发育，而在夜里多次把宝宝叫醒喂奶。

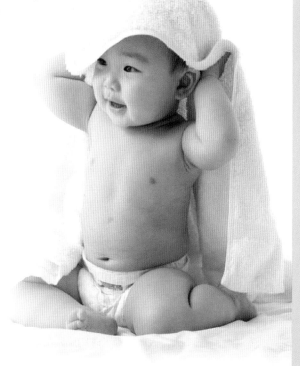

其实，睡眠对于宝宝的成长发育也非常重要，不应该轻易打扰宝宝的睡眠。宝宝睡眠时的新陈代谢减弱，吃奶次数减少是非常正常的。但需要注意的是，新生儿由于食量有限，为了避免宝宝出现低血糖，夜里至少应该吃两次奶，建议把宝宝的睡眠时间平均分成 3 份，

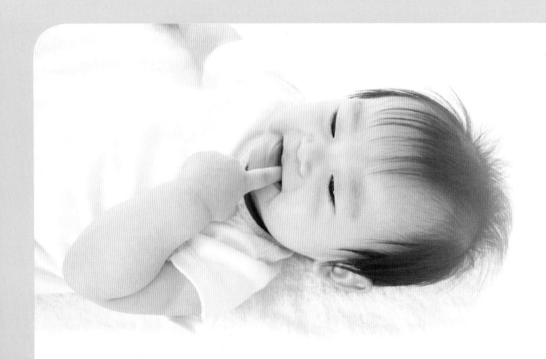

在睡眠时间的 1/3 和 2/3 的时间点各喂奶 1 次。随着宝宝长大，胃容量增加和消化吸收功能的完善，可以根据宝宝的身体情况调整夜奶的时间和频率。

当然，如果夜里宝宝饿了，就需要立刻喂奶。

需要提醒一下母乳量较多的妈妈，如果宝宝夜间吃奶较少，一定要注意夜里起来吸出奶水，避免造成积乳发炎。

Q3: 宝宝是要吃奶还是迷恋妈妈的乳头

有时候宝宝要吃奶，却吃两口就不吃了，或者吃着吃着很快就睡着了，不久就醒来又要吃奶。这种情况，多半宝宝并不饿，而是迷恋吸吮着妈妈乳头、和妈妈亲昵的感觉。不断地要求吃奶，宝宝会感觉到很满足，但妈妈却会很疲劳。

遇到这样的问题，妈妈应该尽量满足宝宝的需求，这样对宝宝的心理发育比较好，可以让宝宝感受到安全感。如果妈妈实在应付不了，也可以用别的方式来安抚宝宝，例如多抱抱宝宝，唱唱儿歌、念童谣或者出门散步。

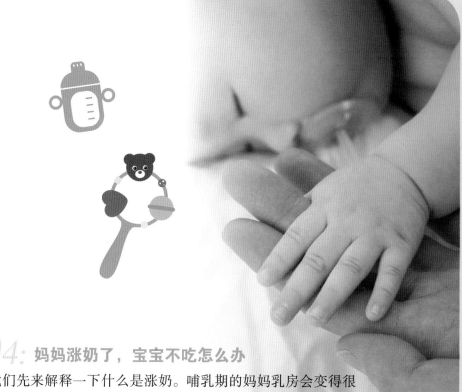

Q4: 妈妈涨奶了，宝宝不吃怎么办

我们先来解释一下什么是涨奶。哺乳期的妈妈乳房会变得很神奇，当哺乳完，乳房内的乳汁全部排空之后，乳房会变得很松软。随着时间的推移，乳汁会慢慢分泌，乳房变得充盈而不再松软，如果长时间没有排出乳汁，就会变得越来越硬，这就是"涨奶"。这时就必须要及时排出乳汁了，否则就会让妈妈感觉非常疼痛，甚至造成积乳发炎。

妈妈涨奶时，就可以给宝宝哺乳，但如果宝宝不吃，就必须要排出一部分乳汁，避免出现积乳，排出量的多少根据自己的泌乳情况和距离下次喂奶的时间决定。如果泌乳量很大，而且距离宝宝下次吃奶还有一段时间，就可以多排一些；反之就少排一些，只要妈妈感觉不难受即可。由于母乳是按需产生，经过宝宝和妈妈一定时间的磨合，很快就会达到"供需平衡"，这样的烦恼也就不会出现了。

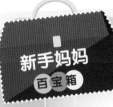

新手妈妈百宝箱

如何判断宝宝需要吃奶了

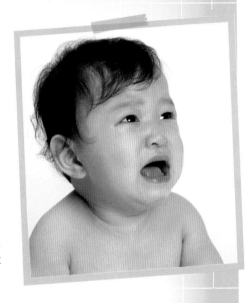

最直接的信号就是：哭。宝宝饿了就会哭，一般新手妈妈听到宝宝哭，需要先反应3点：宝宝是不是饿了？是不是需要更换尿布了？宝宝是不是生病了？妈妈听到宝宝的哭声就应该考虑给宝宝喂奶，有的宝宝虽然不哭，但表现得很烦躁，也是饿了的表现。

判断宝宝是不是饿了，还可以将手指放在宝宝唇边，如果宝宝张开嘴想吸吮手指，通常就是要吃奶了。大一些的宝宝吸自己的手指时，妈妈也应该考虑宝宝是否饿了。

哺乳一段时间之后，妈妈会慢慢找到宝宝吃奶的规律，在宝宝习惯吃奶的时间，就应该格外关注宝宝是不是饿了，是否需要哺乳。

按需哺乳应该尊重宝宝和妈妈的需要

提到"按需哺乳"，人们很容易想到的是"宝宝的需要"，而忽略"妈妈的需要"。母乳喂养实际上考虑的是妈妈和宝宝双方面的需要，即：宝宝饿了就哺乳，妈妈感到涨奶了而宝宝又肯吃，就哺乳。

第4节

哺乳的环境须讲究

在哺乳时营造一个舒适、温馨的环境，不但能让妈妈和宝宝身心愉悦，还能使宝宝吃奶更加专注，妈妈哺乳更加舒畅。

布置一个良好的哺乳环境需要哪些要素呢？

一张清洁舒服的椅子或床

如何选择哺乳的座椅前文已经介绍过了。椅子要舒适，并且干净，这样妈妈采用坐姿哺乳时会比较舒服。采侧躺式哺乳时，一张舒适干净的床就非常重要。

床垫软硬要适中，过软不但不利于宝宝发育，也会造成妈妈腰背疼痛；过硬则会让妈妈和宝宝都感到不舒服。

床单要舒适干净，最好选择浅色、纯棉的床单，避免染料可能对宝宝造成伤害。

如果和妈妈同床睡，妈妈不需起身去抱宝宝，可以直接哺乳。这种睡眠方式的优点是方便妈妈哺乳，宝宝不会因为被抱来抱去而着凉；缺点是宝宝无法养成独立的睡眠习惯，容易被大人所打扰。

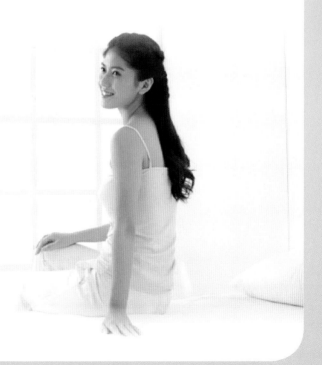

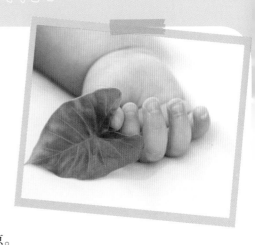

如果宝宝自己睡，夜里妈妈需要起床去抱宝宝哺乳。这样做的优点是有利于宝宝养成良好的睡眠习惯；缺点是妈妈会非常辛苦，而且在抱动宝宝的过程中容易受凉。

两种做法各有利弊。最好的办法是将宝宝的小床放在妈妈大床的旁边，妈妈只需起身不用下床就可以将宝宝抱到大床上喂奶，喂完后再将宝宝放回小床，宝宝可以独立睡眠，妈妈也不会太累。如果家里空间不允许这么摆放，妈妈可以在夜间第一次喂奶时下床将宝宝从小床抱到大床，吃奶后就和妈妈同床睡，不用反复折腾。

如果家里气温较低，抱动宝宝时需要注意保暖，或者干脆和妈妈一起睡，避免宝宝受凉生病。如果宝宝夜间吃奶比较频繁，也最好和妈妈同床睡。

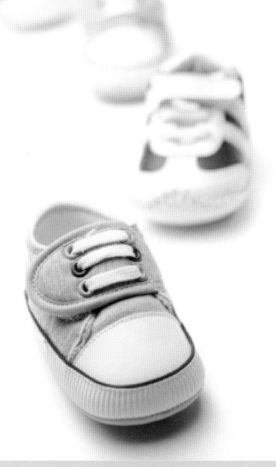

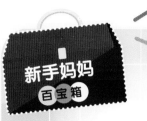

母乳宝宝是否应该和妈妈同床

现代医学主张宝宝从出生起就自己睡,这样可以养成宝宝良好的睡眠习惯且不被大人打扰,不会吸入大人呼吸产生的多余二氧化碳。

不能因为方便哺乳就开灯睡觉

有的妈妈为了方便照看宝宝和哺乳,就开着灯睡觉。这种做法非常不适当。

开灯睡觉,对宝宝危害非常大。任何人工光源都会对人体造成一定的光压力,在这种压力的影响下,会让宝宝情绪烦躁,从而影响宝宝的睡眠品质。开灯睡觉,使宝宝的眼球和睫状肌得不到休息,长久就会影响宝宝的视力,容易造成宝宝近视。长期睡眠品质不佳还会影响宝宝的生长发育,害处多多。

开灯睡觉,对成年人也会造成健康上的威胁。科学研究显示,开灯睡觉会影响人体内褪黑激素的分泌,对人体的血糖产生影响。

因此,在夜里不能为了方便哺乳就长期开灯睡觉。需要哺乳的时候再开灯,也要注意在开灯时保护好宝宝的眼睛。

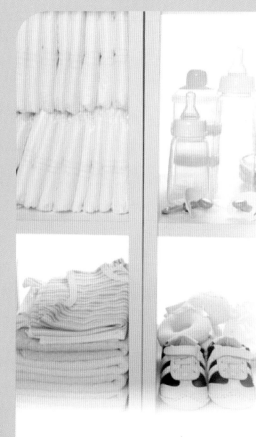

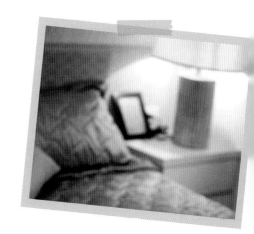

 柔和的光线

　　白天哺乳时，要注意不要面对阳光，不然会让妈妈的眼睛疼痛，也会刺伤宝宝的眼睛，如果室内光线过亮，可以使用半透明的窗帘遮挡。

　　室内需要开灯的时候，光线要柔和适中，以妈妈眼睛不感觉到不舒服为宜，特别要注意灯光不要直射宝宝的眼睛。

　　夜间哺乳，最好打开灯，这样可以让妈妈看清宝宝，同时光线可以帮助妈妈保持清醒，避免哺乳时发生危险。可以准备光线柔和的小夜灯，方便妈妈在夜间哺乳时使用。

适宜的室温

哺乳时，宝宝和妈妈肌肤相亲，如果室温过高，妈妈和宝宝都会感觉非常不舒服，本来就比大人更怕热的宝宝，会因为室温过高、心情烦躁而影响吃奶。可以利用空调和电风扇调节室温，但要注意不可将冷风直接吹向妈妈或宝宝。

室温过低容易让宝宝受凉，应使用取暖设备调整室温。如果条件有限无法使用取暖设备，则需要在哺乳时做好妈妈和宝宝的保暖工作。

一般来说，冬季室温保持 20℃左右，夏季室温保持 26℃左右即可。

安静的环境或轻柔的音乐

在哺乳时，应该为宝宝营造一个安静舒适的 "进餐" 环境。不能太喧闹嘈杂，那样会让宝宝情绪不稳定，影响吃奶。可以播放一些轻柔优美的音乐，让亲子都放松、愉快。

温柔专注的妈妈

哺乳时，妈妈的态度非常重要。妈妈应该保持快乐幸福的心情来完成每一次哺乳，对宝宝的动作要轻柔，也可以在哺乳时轻轻哼唱一些儿歌或和宝宝温柔地聊天。

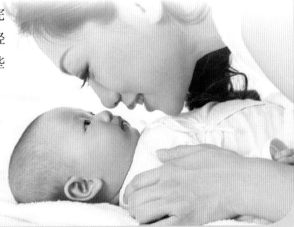

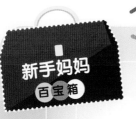

外出哺乳时的注意事项

如果在外出时，宝宝要吃奶，应该怎么办呢？有的妈妈喜欢无所顾忌地在外面哺乳，在川流的人群中就露出乳房给宝宝喂奶。虽然哺乳是世界上最伟大的母爱表现，但哺乳同时也是一件很私密的事，透过哺乳的过程让宝宝（特别是女宝宝）从小就知道，乳房是女人的隐私部位。

在外哺乳需要注意以下几点：

●尽量选择私密的地点

现在很多公共场所如医院、商场、餐厅都有专门的哺乳室提供使用，如果没有哺乳室，妈妈可以选择相对安静、人流较少的地方喂奶，尽量背对人流。

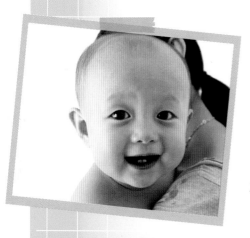

●恰当使用遮盖物

使用围巾、披肩等物品遮盖乳房，但要注意不要影响到宝宝的呼吸。

●不要忽视手部和乳房的清洁

哺乳前最好能去洗手间洗手，或使用不含酒精的湿纸巾清洁手、乳头、乳晕。

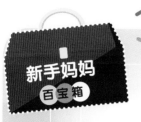

新手妈妈
百宝箱

夜间哺乳的注意事项

● 开灯时要注意保护好宝宝的眼睛

夜间哺乳，注意光线不要太过强烈，开灯时应该先用手遮住宝宝的眼睛，然后将手缓缓移开，让宝宝逐步适应光亮。

● 挪动宝宝时不要让宝宝受凉

要注意做好宝宝的保温，室温低的情况下要将宝宝以被子包好再抱动。

● 妈妈也要做好保暖

喂奶时妈妈要注意披好衣服，避免受凉生病。

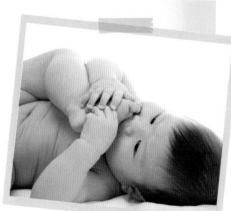

● 注意防止宝宝呛奶

由于夜间宝宝容易在吃奶时入睡无法拍嗝，妈妈要注意让宝宝保持右侧卧的睡姿，最好能多观察宝宝一会儿后再入睡。

● 妈妈要注意保持清醒

夜间哺乳，妈妈很容易犯困打瞌睡，要特别注意保持清醒不要让自己睡着，避免哺乳时发生危险。

第5节 母乳不足时该如何搭配配方奶

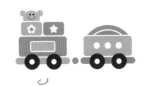

有的妈妈即便使用了各种方法，母乳量还是非常遗憾地不够宝宝食用，这时就需要搭配配方奶喂养，我们称这种喂养为"混合喂养"。混合喂养不如纯母乳喂养，但绝对优于只喂配方奶的"人工喂养"方式。

一般来说，混合喂养主要有两种方式：

一种是每餐混合，即宝宝每次吃完母乳后，再喝一定量的配方奶。这种方法适合6个月之前的婴儿，可以透过宝宝的不断吸吮保持乳汁的分泌。

另一种是总体混合，即宝宝每次吃奶只吃母乳，或只吃配方奶，但吃配方奶的次数要尽量少于宝宝全天吃奶次数的一半。

混合喂养是母乳不足或职场妈妈上班等情况下，不得不使用的一种喂养方式，正常情况下还是要尽量坚持纯母乳喂养，这样对宝宝的生长发育较为有利。

关于混合喂养的常见问题：

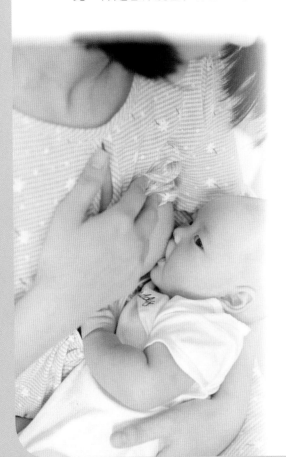

Q1 混合喂养的宝宝需要喝水吗

需要。一般来说，纯母乳喂养的宝宝在添加辅食前，如果身体没有其他问题是不需要喝水的，因为母乳有足够的水分。但如果宝宝喝配方奶，就需要喝水了，通常在两次吃奶的中间给宝宝喂水。奶粉中含有的物质并不容易被宝宝吸收，且易引起宝宝上火，所以吃奶粉的宝宝必须要喝水。

Q2 宝宝会不会混淆乳头和奶嘴呢

会。混合喂养的宝宝很容易造成乳头和奶嘴的混淆，要不是排斥乳头，就是排斥奶嘴。处理这一问题的方法有两种：一是用小勺代替奶瓶给宝宝喂配方奶；二是使用仿乳头质感的奶嘴。

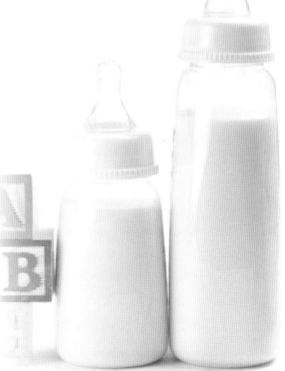

如果宝宝已经排斥乳头了，那么就采取将母乳吸出用奶瓶喂奶的方法喂母乳。有时候纯母乳喂养的妈妈也会遇到宝宝排斥乳头的问题，也可以使用这一方法。

Q3 该如何选择奶粉呢

市面上的配方奶并没有太大的差别。选择配方奶一要根据宝宝的月龄选择相应阶段的奶粉；二要尽量选择安全可靠的产品，消费者无法确定奶粉的品质，只能选择品牌形象佳、口碑好的奶粉给宝宝吃；三是可以定期更换品牌，这样万一哪种奶粉出现问题，宝宝没有长期食用，可以降低风险，当然更换奶粉也要尊重宝宝的口味，选择宝宝接受、爱吃的产品。

Q4 冲泡奶粉需要注意什么事项呢

一要控制水温。奶粉要用温水冲泡，水温在40℃左右，妈妈可以将水滴在内手腕上，感到水不烫不凉的温度就合适了。市面上有一种温奶器，设定好温度后可以将温水控制在指定温度。

二要掌握奶粉量。要根据奶粉罐上说明的方法冲泡，多少水冲多少奶粉。如果是采用每餐混合的喂养方式，则根据宝宝的吃奶习惯决定冲泡多少奶粉。

三要确保奶瓶清洁。奶瓶使用后要及时清洗，使用化学类清洁剂要彻底冲洗干净，然后进行高温消毒。消毒后让奶瓶自然风干，24小时内如果没有使用，需要重新消毒。

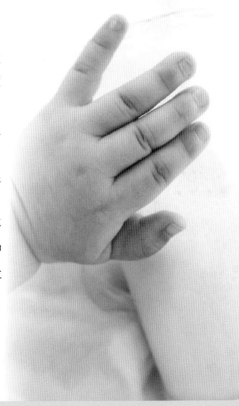

Q5 混合喂养也要按需哺乳吗

实行混合喂养也应遵从按需哺乳的原则，只是在母乳不足时用奶粉替代而已。

新手妈妈 百宝箱

就算母乳不足，也不要轻易断奶

混合喂养虽然不如纯母乳喂养好，但还是优于纯奶粉的"人工喂养"。有的妈妈觉得反正母乳不足要加奶粉，那不如干脆断奶只吃奶粉。这种想法是非常不对的，母乳量即使再少，对宝宝的成长也是有益的，不应该轻易放弃。

哺喂宝宝，不论何时都应该坚持"母乳优先"的原则，能给宝宝多少母乳就给多少，不足的再用奶粉补充。

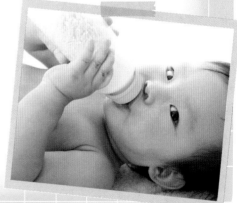

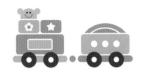

第6节 哺乳妈妈的乳房
保健护理

哺乳期间，母乳妈妈要注意保护好自己的乳房，让哺乳更加顺利，妈妈和宝宝更加健康。

 保持乳房的清洁

如果可以，哺乳妈妈应该尽量每天清洗乳房。

清洗的时候选择温和的沐浴乳，手法要柔和，根据自己的体感，不要用力过大。用一只手托起乳房，另一只手将沐浴乳在乳房上涂抹均匀并轻轻搓揉，然后彻底清洁即可。

最好在吸净乳汁、乳房松软的时候清洗，这样比较不会造成疼痛。要彻底冲净沐浴乳的泡沫，水温不要过低，避免造成乳腺收缩。清洗后，在乳房上可涂抹母乳，需要注意的是，必须等乳房上涂抹的油脂完全吸收后再给宝宝哺乳。

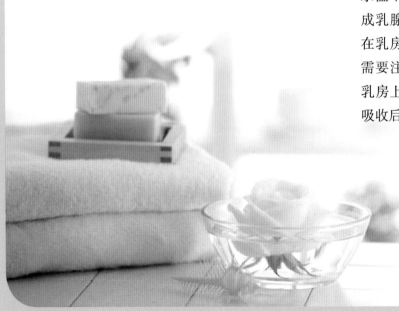

选对哺乳内衣

哺乳期内衣不可过紧，否则会影响泌乳或造成积乳等其他不适。

哺乳妈妈在家的时候，建议穿戴无钢圈的内衣，背心式的最好。既可以托住乳房，也不会太紧，非常舒服。推荐使用前开扣的内衣，方便哺乳。

职场的哺乳妈妈需要注意形象，如果可以也尽量穿戴无钢圈的内衣。如果实在不行，也要选择尺寸稍大一些的，要确保乳房在充满奶水时也不会感到太紧。选择肩带宽的内衣，支撑力大比较不会造成涨奶时勒痛。

根据哺乳期乳房的变化及时调整内衣的大小。内衣要选择纯棉材质，每天更换确保清洁。清洗时要选择温和的洗涤剂，手洗并冲洗干净，通风处晒干。

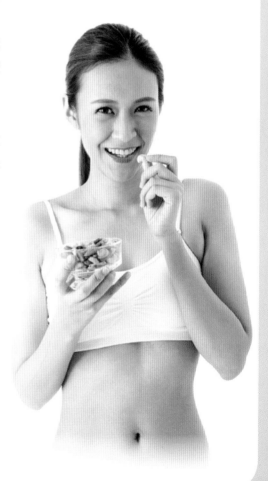

保持乳房干爽

哺乳期内，妈妈要注意保持乳房干爽，乳房长期处于湿腻环境中，容易诱发湿疹甚至致癌。

每次哺乳后，以剩余乳汁涂抹乳头后，要等乳房特别是乳头彻底风干后再穿上内衣。

哺乳妈妈常会在不哺乳的情况发生溢乳，如果是在家，就及时将溢出的乳汁擦去并风干乳房。如果是在上班或者在外面的时候，建议哺乳妈妈们在内衣的罩杯中放入防溢乳垫。防溢乳垫在一般母婴用品店都可以买到，可以吸收溢出的乳汁，防止乳汁打湿衣服的尴尬。防溢乳垫要勤换，保持干爽。

健康的运动

哺乳妈妈可以经常做一些扩胸运动：一种是双臂弯曲抬起，手、肘与肩同高，两肘向后伸展，这个动作可以横向拉伸乳腺；另一种是双臂伸直向上，这样做可以纵向拉伸乳腺。这两个运动有助于乳腺拉伸，有益哺乳。

办法恰当，做事情就会事半功倍。哺乳的方法得当，妈妈和宝宝都会感到健康、舒适、幸福。

新手妈妈
百宝箱

哺乳妈妈乳房美丽的小秘诀

哺乳后乳房会变得不美丽，这是很多妈妈烦恼的问题，使用下列方法能改善乳房状况，让乳房变美丽：

哺乳时不让宝宝过度用力拉伸乳头，那样会让乳头变长、乳房下垂。如前文所提，拉伸 5 毫米左右即可。

哺乳时间不宜过长，每次 15~20 分钟。时间过长会使乳房中的韧带组织松懈，造成乳房严重下垂。

选择合适的内衣，给予乳房舒适的支撑，请参考前文介绍的内衣选择方法。

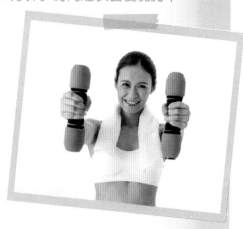

适当的运动，不但能让哺乳更顺利，也能促进乳房的血液循环，让乳房更加坚挺。

有效的按摩，能促进泌乳、血液循环，让乳房更加美丽。

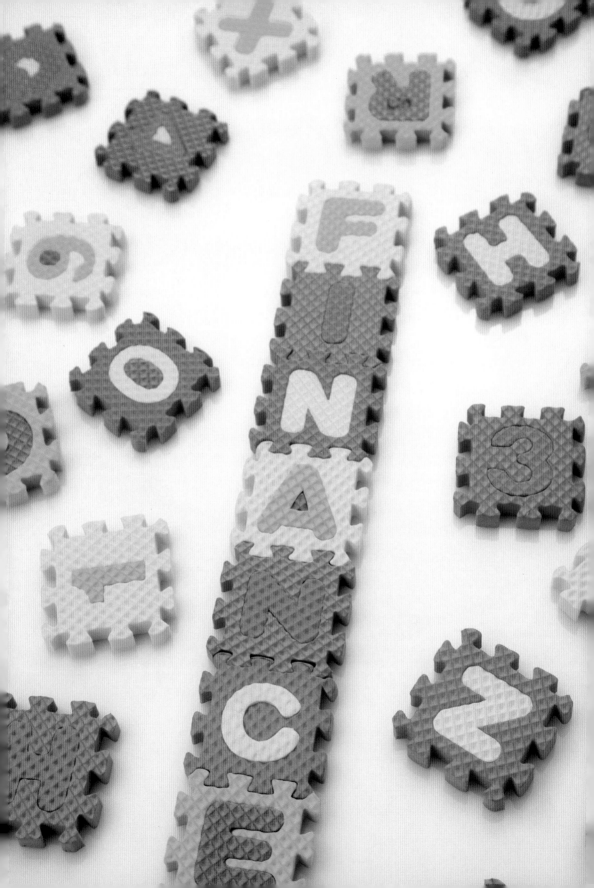

第 4 章

巧妙化解哺乳
的 N 种困难

在母乳喂养的道路上，妈妈们会遇到各式各样的问题，
常常造成很大的困难，有的甚至因此而放弃哺乳。
做任何事难免会遇到困难，哺乳也不例外。
身为妈妈，不应该因为一些困难，
就轻易放弃对于宝宝来说一旦错过就无法弥补的母乳喂养。
在这一篇，我们将尽量全面地
为大家列举哺乳时可能会遇到的困难及处理方法，
让妈妈们的哺乳过程更加顺利、成功。

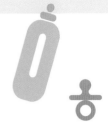

第1节

宝宝吃奶过程中可能
出现的状况

Q1 如何判断宝宝吃饱了没有

前面已经介绍过如何判断宝宝是否饿了需要吃奶，那么该如何判断宝宝吃饱了没有呢？

妈妈在哺乳时可以根据以下几点判断宝宝吃饱了没有：

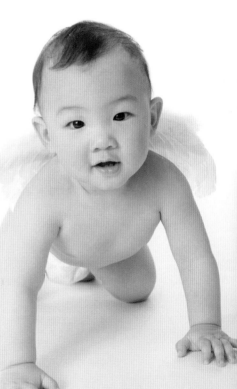

● 吃奶时间

吃母乳的宝宝每次吃奶的时间为15~20分钟，如果吃奶时间过长，则宝宝可能因为母乳不足、吸吮困难等原因没有吃饱。

● 宝宝神情

吃饱后，宝宝会自然吐出妈妈的乳头，不会像饥饿时那么哭闹、烦躁，会表现出一种很满足、很安逸的神情。

● 宝宝表现

月龄小的宝宝在吃饱后会很安逸地入睡，大一些的宝宝则可以开始玩耍，表现出很开心的动作。

除此之外，妈妈还可以借助其他方式判断宝宝是否吃饱了：

●看吃奶间隔时间

宝宝吃饱后，间隔下一次吃奶有一段的时间。一般新生儿 1～2 个小时吃奶一次，随着年龄的增加，间隔会越来越长，至少会在 3 个小时以上。

●看宝宝大小便

还可以根据宝宝的大小便来判断是否有吃饱。一般来说，宝宝应该每天排便一次，大便应为黄色软膏状，如果大便过少或形状不对，可以考虑母乳不足。每天为宝宝更换纸尿裤 6~8 次，且每次更换时，应该是沉甸甸的才是尿量充足，如果宝宝出现尿量减少，应考虑母乳不足。

●看宝宝生长状况

宝宝的生长指标也是判断宝宝是否吃饱的标准。如果宝宝的身高体重低于标准，则应考虑母乳不足。

Q2 母乳喂养的宝宝该如何计算奶量

人工喂养的宝宝，会有一定的喂养标准，如多大月龄的宝宝每次吃奶多少毫升。母乳喂养的宝宝，奶量的多少就不好计算了。

哺乳妈妈不必过分在意宝宝到底吃了多少奶，只需坚持按需哺乳，并用前面提到的方法来判断宝宝是否吃饱、奶量是否充足，只要宝宝生长发育正常就可以了。如果实在想知道宝宝的奶量，可以用吸奶器在乳房感觉充盈的状态下吸空乳房一次，用奶瓶或其他带刻度的容器测量一下到底有多少，就可以大抵判断出宝宝的吃奶量了。

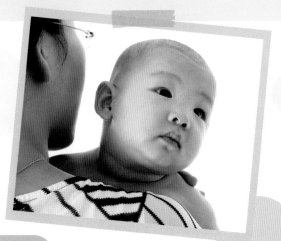

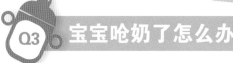

Q3 宝宝呛奶了怎么办

前文中提到过，宝宝吃奶后，妈妈应该为宝宝拍嗝，以防止宝宝吐奶。宝宝吐出的奶水如果被吸入气管，就会引发呛奶。发生呛奶后，会引发宝宝咳嗽，严重的还会引发吸入性肺炎，甚至发生窒息，有生命危险。

要防止宝宝发生呛奶，就要处理好宝宝吐奶：吃奶后拍嗝，让宝宝保持右侧卧位，家长多陪伴一会儿，确保安全。母乳量大、流速急的妈妈可以剪刀手势控制母乳流量，防止奶水过急过多呛到宝宝。

如果宝宝发生呛奶该怎么办呢？如果宝宝只是轻微咳嗽，没有其他症状，大人需要抱起宝宝，为宝宝用拍嗝的方法拍打后背，帮助宝宝把奶水咳出，将宝宝放下时，保持右侧躺。

如果宝宝出现呼吸困难，脸色发黑并伴有哭泣，则需要把宝宝面向下伏在大人腿上，让宝宝身体微微向下倾斜，轻轻用力拍宝宝后背上两个肩胛骨之间的位置，帮助宝宝排出呛住的奶水，然后立刻送医。

如果宝宝不哭，则考虑宝宝出现昏迷，需要轻轻用力拍打宝宝脚心让他哭出来，宝宝只要哭出来就恢复了呼吸，暂时没有生命危险。然后立刻送医。

如果宝宝经常性地出现呛奶咳嗽，需要去医院让医生帮忙检查是否有身体上的其他疾病，比如吸入性肺炎等。

第2节

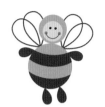

遇到宝宝吃奶的"坏习惯"，该如何处理

 Q1 宝宝突然就厌奶了，怎么办

哺乳妈妈有时候会发现，宝宝突然就不爱吃奶了，宁可饿得大声哭闹，也不吸妈妈的乳头和奶水，这就是所谓的"厌奶"现象。

厌奶通常会发生在宝宝4~6个月时。厌奶的原因其实很简单，宝宝从一出生就吃妈妈的奶水，已经吃了好几个月，多少都会产生厌倦的情绪。而且慢慢长大的宝宝，会抬头了，会坐着了，吸引他注意力的有趣事物越来越多了，注意力的分散也可能是造成宝宝厌奶的原因。

对此，妈妈不必过分焦虑。厌奶期的宝宝生长发育正常，也一样好动活泼，厌奶的出现根本不会影响他们的健康成长，只要妈妈们巧妙应对，通常1个月左右，宝宝就会逐渐度过厌奶期，恢复食量。

●要正确面对厌奶现象

母乳妈妈要正确面对宝宝的厌奶现象，这是一个非常正常的生长发育必经的阶段，而且是宝宝身体和心理发育到一定阶段出现的好现象，厌奶期的出现，说明您的宝宝非常健康，发育正常！

●不要强迫宝宝吃奶

宝宝不吃奶，妈妈会担心影响身体健康，就拼命强迫宝宝吸吮乳头。这样非但不会改变宝宝厌奶的现象，还会让宝宝从心理上对吃奶产生厌烦甚至恐惧。只要宝宝身体发育没有受影响，妈妈可以采取添加辅食等方法来缓解厌奶的现象。

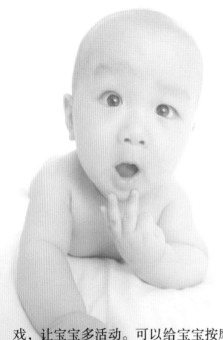

●适时添加辅食

单纯的母乳已经让宝宝厌倦，这时需要适时地为宝宝添加辅食。米粉、果汁、蔬菜泥、水果泥、捣成泥的蛋黄等都可以慢慢加入。但要注意，辅食要一样一样地添加，每种辅食喂 3~5 天，观察宝宝大便是否正常，同时观察宝宝有没有其他不适症状，如果没有，可继续喂养这种辅食，并继续添加下一种辅食。

●增加宝宝运动量

让宝宝经常翻身、坐着，和宝宝玩游戏，让宝宝多活动。可以给宝宝按摩，活动四肢，以此来帮助宝宝消耗体力，让宝宝产生饥饿感，可以增进食欲。

●改变就餐环境

让宝宝的就餐环境尽量简单、安静，不开电视，不播放过分嘈杂的音乐，周围不摆放可能吸引宝宝注意力的玩具及其他物品。除了喂养宝宝的人以外，不让其他人出现在宝宝的视线范围内分散宝宝的注意力，以提高宝宝吃奶的专注力。

宝宝只吃一边乳房的奶怎么办

妈妈有时候会发现，宝宝只爱吃一侧乳房，对另一侧却不感兴趣。我们提倡两边的乳房都要让宝宝吸，这样对泌乳更加有利。一旦出现这一状况，妈妈需要检视一下造成宝宝这个习惯的原因。

原因一 乳头凹陷或乳头过大，宝宝的小嘴含住凹陷或过大的乳头会很费劲

出现这个问题，妈妈应该想办法矫正自己的乳头。对于乳头凹陷的问题，孕期里就应该提前进行矫正。如果孕期没有做这个功课，在哺乳期里有时间也可以进行矫正。同时，妈妈可以使用乳头保护器套在乳头上，方便宝宝吸吮。

原因二 妈妈的奶水太多，宝宝只吃一边就饱了

有的妈妈乳汁相当丰沛，一侧乳房的奶量就足够宝宝吃饱，另一侧根本就用不着了。

如果是这种情况，妈妈应该注意两边乳房要轮流喂，即这一次吃左边，下一次就吃右边，保证两边乳房都被宝宝吸吮。同时，没吃的那侧乳房的奶水要在宝宝吃饱后吸出来，避免出现积乳。

原因三 妈妈的一侧乳腺不够通畅

妈妈一侧乳房的乳腺没有另一侧通畅，宝宝吃起来会很费劲，聪明的宝宝自然只喜欢吸起来通畅省力的乳房。

出现这一问题，母乳妈妈可以通过按摩、热敷的方法改善乳腺状况。同时应该尽量鼓励宝宝吸不太通畅的一侧乳房，可以达到疏通乳腺的作用。如果宝宝实在很抗拒，宝宝爸爸可以"拔刀相助"，妈妈也可以借助吸奶器

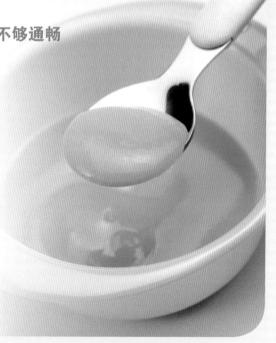

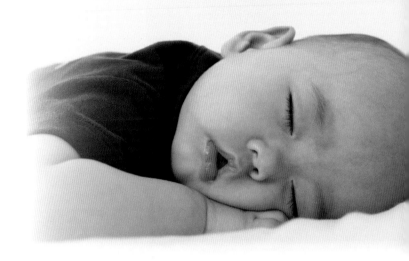

帮助疏通。还可以求助有合格资质的通乳师，可以通过他们专业的按摩帮助妈妈疏通乳腺。

原因四　宝宝习惯吃一侧乳房的姿势

有的宝宝习惯妈妈以左手抱着，用摇篮式的姿势吃左侧乳房，换到右手就浑身不自在，导致抗拒吃奶。

妈妈应该学会多种哺乳姿势，在开始喂奶的时候不断和宝宝磨合，找到宝宝两边都适应的喂奶方式。摇篮式、交叉式、橄榄球式、侧卧式，左边、右边都要尝试，通常都能找到让宝宝习惯的、可以吃到两边乳房的哺乳姿势。比如，喂左边乳房用摇篮式，喂右边就换交叉式。

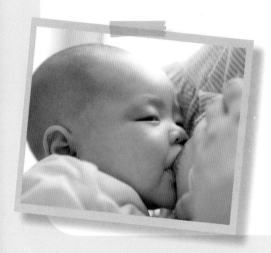

原因五　宝宝身体出现了问题

宝宝在吃某一侧乳房的时候就会表现得很急躁，甚至哭泣，此时，妈妈应该高度警觉是不是宝宝的身体出现了问题。

宝宝鼻塞、耳部感染或者身体、头部的

一侧被磕伤等，都会让宝宝很抗拒身体歪向某一侧，会让他们感觉到非常不舒服，以至于抗拒吃一侧的乳房。妈妈在宝宝出现上述表现时，检查一下宝宝身体上是否有不适，如有需要则应立刻求助于医生。

在这段时间内，不要强迫宝宝歪向那一侧吃奶，直至宝宝身体痊愈。

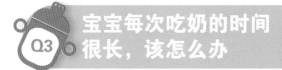

Q3 宝宝每次吃奶的时间很长，该怎么办

宝宝每次吃奶的时间应该是 15~20 分钟，在这个时间内就应该吃饱了。吃奶时间过长，不利于宝宝的消化吸收，影响生长发育，也不利于养成良好的饮食习惯，并且会影响妈妈泌乳，让哺乳异常辛苦。

如果宝宝每次的吃奶时间都很长，妈妈则应该考虑以下原因：

原因一 母乳量不足

母乳量不足以让宝宝吃饱，所以宝宝就没完没了地吸吮。这时妈妈应该使用前文介绍的方法尽量提高母乳产量，以保证宝宝的生长需要，如果实在不行，就要考虑混合喂养，用奶粉补足。

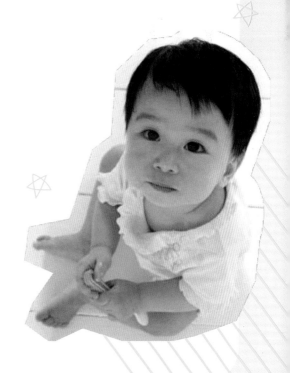

原因二 乳腺不通

如果乳腺不通，宝宝就需要很费力地吸吮，造成吃奶时间过长。应该使用热敷、按摩，让宝宝多吸吮，宝宝爸爸帮忙吸吮，借助吸奶器，求助通乳师等

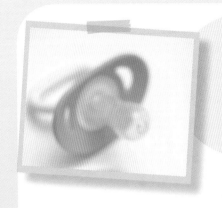

办法，帮忙疏通乳腺。

原因三 **宝宝注意力分散**

哺乳时周围的干扰因素太多，造成宝宝吃奶时注意力不集中，导致吃奶时间过长。哺乳时周围环境要简单、安静，不要让过多的人和事物出现在宝宝的视线中。

原因四 **喂养间隔时间短**

有的妈妈特别是新手妈妈，掌握不好宝宝吃奶的需求，宝宝一哭就喂奶，以至于哺乳过于频繁，造成母乳量不足，使宝宝吃奶时间加长。

妈妈应该慢慢学会掌握宝宝的吃奶规律，学会准确判断宝宝是不是饿了，坚持按需哺乳，不要过于频繁。

Q4 **宝宝吃奶睡着了怎么办**

特别是月龄较低的宝宝，常常会在吃奶的时候睡着了。由于妈妈的怀里很温馨，让宝宝充满安全感，吃奶本身就是件"费力的事"，再加上周围的环境安静没有任何干扰，宝宝需要睡眠又比成人多，在

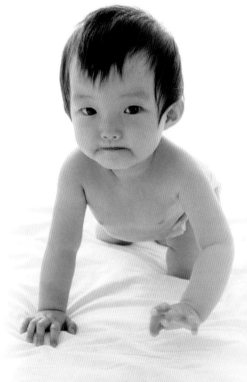

温暖、劳累和安静中，宝宝很容易入睡。

但宝宝在吃奶时入睡，却不是一个很好的吃奶习惯。宝宝如果在吃奶时频频入睡，每次吃奶量少，会造成吃奶频繁，影响妈妈泌乳和宝宝的成长，让妈妈和宝宝都过于辛苦。

如果宝宝在吃奶的过程中停止了吸吮，出现要入睡的征兆，只要轻轻转动一下乳头，就可以刺激宝宝让他继续吸吮。如果不管用，妈妈可以捏捏宝宝的耳朵，弹弹宝宝的脚心或者轻拍宝宝的脸颊，给宝宝一些刺激，让宝宝醒来继续吃奶。

吃饱了再睡，这样才是良好的哺乳习惯。

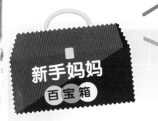

新手妈妈百宝箱

妈妈不可以在睡觉时，将乳头长时间放在宝宝口中

有的妈妈自作聪明，在睡觉时将宝宝放在自己身边，将乳头放进宝宝口中，自认为这样只要宝宝饿了就可以吃奶，大人孩子都方便。

但是这样的做法很危险，是绝对不可取的。乳房压在宝宝的口鼻上，很容易造成宝宝窒息。宝宝吃奶时容易发生吐奶或呛奶，或妈妈出现溢乳时乳汁流入宝宝口中，也容易造成生命危险。妈妈千万不要自作聪明，投机取巧，造成惨剧。

遇到特殊情况，是否还能继续哺乳

在母乳喂养的一段很长的时间里，妈妈和宝宝生病是不可避免的。如果妈妈和宝宝生病了，还能继续哺乳吗？

Q1 宝宝生病了，还能继续吃母乳吗

当然能，而且母乳是治愈宝宝疾病的良药。母乳中含有丰富的、易于被宝宝吸收的营养物质，还有各种提高免疫力的物质、抗体，可以帮助生病的宝宝更快地战胜疾病。

宝宝生病时应该坚持母乳喂养。如果宝宝需要住院，妈妈应该在病房陪护，或按时到医院为宝宝喂奶。如果宝宝生病需要隔离，妈妈应该将母乳定时吸出交给医护人员，请他们帮忙喂宝宝吃。

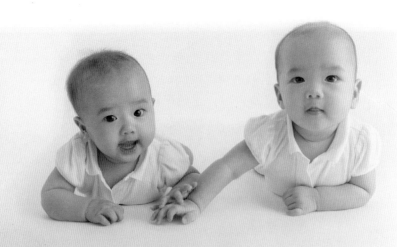

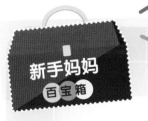
新手妈妈
百宝箱

宝宝患了母乳性腹泻怎么办

如果宝宝出现腹泻，并且腹泻具有以下特征：每天大便 3 次以上，大便呈稀水样，伴有泡沫、味道酸臭、发绿、有奶瓣，有时能看见条状的透明黏液。宝宝腹泻时没有异常的痛苦，不哭闹、不发热，大便化验没有其他病变。一般来说，这种腹泻就是母乳性腹泻。

造成母乳性腹泻有以下原因：

· 母乳中前列腺素含量较高。

· 母乳中脂肪含量过高。

· 宝宝出现乳糖不耐症。

宝宝出现长期腹泻，需要立刻去医院检查是何原因造成，如果确定是"母乳性腹泻"，则需要注意以下几点：

· 请医生检查究竟是何种原因造成母乳性腹泻。

· 不要盲目停止母乳喂养、改吃奶粉，宝宝经过一段时期，会适应前列腺素，产生乳糖分解酶。

· 遵照医生嘱咐，根据宝宝月龄和身体状况实行"去乳糖饮食"，具体的操作方法请遵医嘱。

· 妈妈适当减少饮食中的脂肪含量，同时减少后段乳的摄入量，不让宝宝从母乳中吸入过多的脂肪。

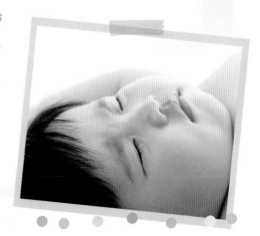

Q2 妈妈生病了，还能继续哺乳吗

妈妈如果生病了，是否还能继续哺乳呢？

首先妈妈需要注意一点，哺乳期内一旦生病，需要尽快去医院诊治，明确所患的是何种疾病，并在医生的指导下科学用药，积极治疗。

一些常见疾病，只要合理用药，通常不需要停止哺乳，例如：

·**感冒**：不论是流行性感冒还是普通感冒，都不必停止哺乳，相反的，母亲感冒，体内会产生针对这种病毒的抗体，并可以通过母乳将这种抗体输送到宝宝体内。

·**感冒时哺乳的注意事项**：如果妈妈出现发热症状，体温升至38.5℃以上，需要暂停哺乳，待体温恢复正常后再进行。感冒的妈妈应尽量避免和宝宝近距离接触，哺乳时最好戴上口罩，并不对着宝宝的脸呼吸。

·**胃肠道感染**：如果发生食物中毒、腹泻、呕吐等症状时，也不必停止母乳，胃肠道感染不会影响母乳品质。

·**胃肠道感染时哺乳的注意事项**：要注意调整饮食，不要为了保证母乳营养就吃刺激胃肠道的东西，短期的忌口不会对母乳品质产生很大影响。要注意多喝水，防止脱水。

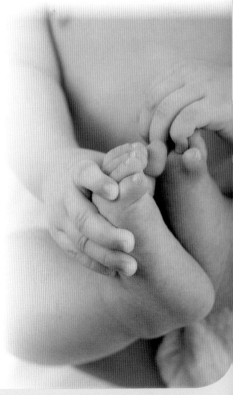

如果妈妈患上艾滋病及服用化疗药物，就需要立刻停止哺乳。

如果患上高血压、糖尿病、心脏病、肾病、甲状腺功能亢进等疾病，需要在医生的指导下进行哺乳，并随时关注身体状况。

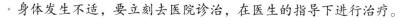

重点强调，哺乳期内，妈妈如果生病必须严格遵照以下几点：

· 身体发生不适，要立刻去医院诊治，在医生的指导下进行治疗。

· 不要盲目中止母乳，很多疾病对母乳并无影响。

· 要在医生的指导下科学用药，并认真阅读药物说明书。

· 服用了可能影响母乳的药物，要咨询医生，待药物影响消失后再进行哺乳。

· 如果身体实在不允许继续哺乳，也不要一味坚持，果断断奶，减轻对妈妈身体的伤害。

· 因服药等原因暂停哺乳时，要用吸奶器或手挤的方式定时排乳。

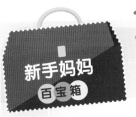

什么是前段乳和后段乳

· 观察挤出的母乳我们可以发现，刚开始挤出的母乳会显得比较稀，颜色较清，越到后面的母乳会慢慢变得浓郁一些，颜色乳白。稀清的奶水中含有较多的蛋白质、乳糖、维生素、矿物质和水，称之为"前段乳"，浓白的奶水中脂肪含量较多，让宝宝产生饱腹感，叫"后段乳"。

· 前段乳和后段乳可以提供宝宝生长发育的不同物质，都必须吃。但如果宝宝体重过重，或发生母乳性腹泻，需要控制脂肪摄入量，母乳妈妈可以多给宝宝吃前段乳，适当减少后段乳，即一侧乳房不要吃空就换另一侧乳房继续哺乳。

· 有的妈妈母乳量大，宝宝吃不到后段乳就吃饱了，脂肪摄入量过少也会影响宝宝发育。妈妈可以在哺乳前将乳房中的奶水挤出来一些之后再哺乳。

第4节 喂奶时的疼痛，会成为哺乳路上的绊脚石吗

给宝宝喂过母乳的妈妈都知道，哺乳期里最大的痛就是来自乳房的各种疼痛。没有经历过的人很难想像，乳头上小小的一个伤口，怎么会造成那么大的疼痛。乳头的疼痛会带动整根乳腺的疼痛，继而辐射到整个乳房，甚至半个身体。发生积乳时，小小的一个起床动作都会变得那么艰难。

前面介绍了很多防止出现乳头破溃、积乳的注意事项，但如果妈妈们还是遇到了这样的疼痛，该怎么办呢？

还是那句话，不要因为疼痛就轻易停止哺乳。

妈妈的痛之一：乳头破溃

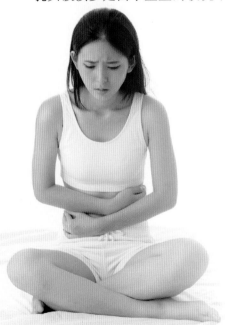

乳头破溃多是由于宝宝的吸吮不当造成的。发生乳头破溃时如果妈妈仍坚持哺乳，会感到非常的痛苦，宝宝每吸一下，妈妈都会感觉痛彻心扉，也会让哺乳的过程变得不美好。乳头出现破溃时宝宝的反复吸吮不利于妈妈的乳头痊愈，还会增加细菌感染的风险。但母乳中只要没有含血水、脓液，还是可以喂食的。

发生乳头破溃时，并不影响奶水的品质和产量。妈妈可以用吸奶器或手挤的方式将奶水排出再喂给宝宝吃，完全不会对母乳的品质产生影响。

发生乳头破溃时不推荐使用乳头保护器。因为乳头保护器并不能与乳

头完全贴合，宝宝在吸吮时保护器和乳头之间的缝隙会加大对伤口的刺激，很容易让乳头出血。

对于破溃的乳头，妈妈要格外注意：

· 要让乳头保持干燥，有利于伤口恢复。

· 要注意乳头的清洁，避免细菌感染。

· 接触乳头的衣物要干净柔软，避免摩擦。

· 如果乳头破溃长期不愈，需要到医院就诊，并排除其他病变可能。

 ## 妈妈的痛之二：积乳

前文中多次提到"积乳"这个词，从字面上的含意就能知道是乳汁在乳房内发生了淤积。

积乳多发生在乳汁较为丰沛的妈妈身上，由于乳汁较多，宝宝吃不完又没有及时将乳汁排出，就会造成乳汁在乳房内淤积，发生积乳。积乳时，妈妈会感觉肿胀、疼痛，乳房内有硬块，乳房局部皮肤发烫，甚至会发生高热等症状。

造成积乳的原因除了没有及时排空乳汁之外，还有可能在睡觉时姿势不当或内衣过紧压迫乳房造成。

●预防积乳的方法

· 每次哺乳后吸出剩余的乳汁。

· 在无法直接哺乳时定时吸出奶水。

· 睡觉时不要压迫乳房。

· 不穿过紧的内衣。

●发生积乳时该如何应对?

只要体温没有超过 38.5℃ 就可以继续哺乳，宝宝的吸吮可以帮忙疏通乳腺、解决积乳。

· 要尽快挤出乳汁，排空乳房。

· 热敷乳房，温度要稍高一些，以妈妈感到乳房发热为宜。

· 对淤积的硬块进行按摩。按摩时一手托起乳房，另一只手自乳房根部向乳头方向稍加用力按摩，要将淤积的硬块揉开。按摩可以由宝宝爸爸帮忙，或请专业的通乳师按摩。按摩后立刻吸奶或挤奶，将淤积的乳汁排出。

· 检查乳头有没有出现堵塞。很多母乳妈妈在哺乳期乳头会有白点出现，这就是乳头堵塞的表现。将白点挑开后，乳汁会排出甚至像喷泉一样喷出，可以解决积乳的问题。

妈妈的痛之三：乳腺炎

乳腺炎是乳腺的急性化脓性感染，当妈妈乳头破溃或积乳时，发生了细菌感染，就是乳腺炎。

乳腺炎初期在症状上和积乳很像，都是乳房胀痛、发热、有硬块，体温升高。与积乳不同的是，乳腺炎会出现白细胞和中性粒细胞增高，伴有腋窝淋巴结肿大。不及时治疗在 4 ~ 5 天后会出现脓肿，妈妈会感觉浑身不适，乳房有搏动性疼痛，严重的可以从乳房中挤出脓液。乳腺炎如果过于严重，就不得不停止哺乳。

因此，如果妈妈出现乳房胀痛、发热、有肿块的症状时，需要立刻就医进行血液常规检查，确诊是否为乳腺炎，并在医生的指导下治疗。

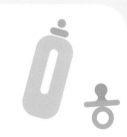

●预防乳腺炎的办法

· 尽量杜绝出现乳头破溃或积乳。

· 如果乳头破溃或积乳，要注意卫生，避免细菌感染。

· 养成定期热敷和按摩乳房的好习惯。

· 不哺乳时不让孩子含着乳头，减少感染概率。

●罹患乳腺炎时，该如何处理

应尽早就医，初期乳腺炎很容易治疗，通常使用抗生素治疗就可以。如果出现化脓，有时需要开刀排脓，严重时不得不终止母乳喂养。

如果没有出现化脓且体温不超过38.5℃，可以继续哺乳，有助于乳腺炎恢复。如果出现脓液，则需要在脓液排净后再哺乳。其他和积乳的处理方法相同。

特别提醒，如果妈妈罹患乳腺炎，一定要在医生的指导下治疗，切不可贻误病情。此外，也不要因为乳腺炎就盲目断奶，及时消炎排脓治疗后，除非病情特别严重，通常不会影响母乳喂养。

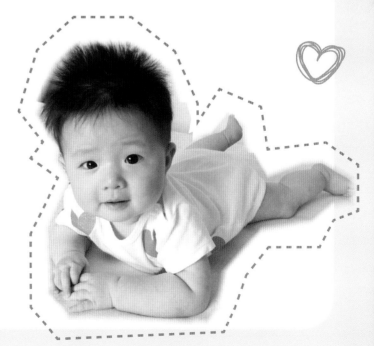

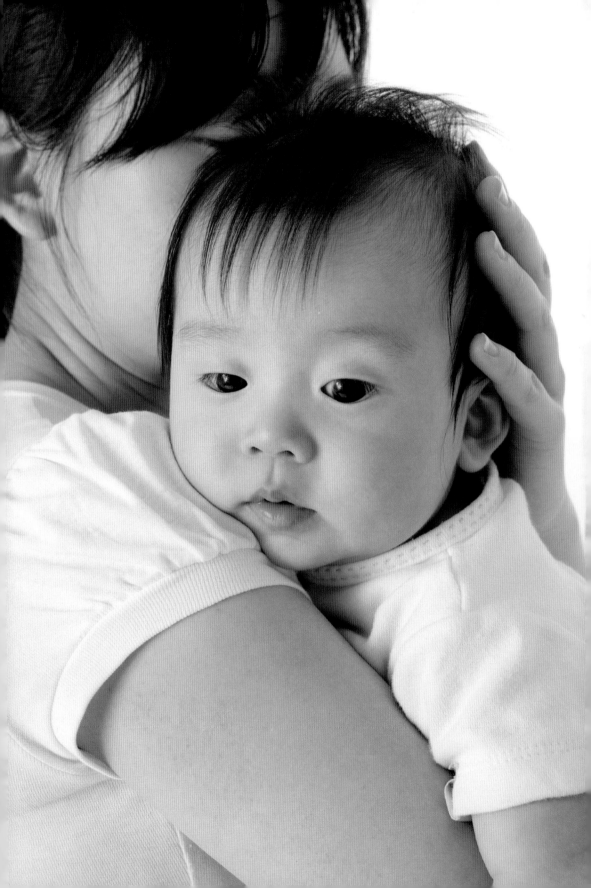

第 5 章

职场妈妈加油，
哺喂母乳到最后

产假结束，妈妈需要重返职场了，
很多妈妈会因为开始工作而停止哺乳，
这是完全没有必要的。
对于宝宝来说，一旦失去喝母乳的机会，就不会再拥有，
这是一生只有一次的天然美食，
妈妈们不可以轻易剥夺宝宝们享受的权利。
其实借助必要的工具，使用合理的方法，
职场妈妈一样可以继续哺喂母乳到最后。

第1节

下定决心，做一个背奶妈妈

　　身居职场的哺乳妈妈，由于白天不能在家亲自哺乳，需要每天带着吸奶器等工具上下班，在公司吸奶储奶，然后再把母乳背回家，因此她们有一个可爱的名字"背奶妈妈"。

　　背奶妈妈很辛苦。有的吸奶器很重，有的吸奶场所条件不是很好，背奶妈妈即使在夏天也不能穿上漂亮的连衣裙，因为那样吸奶会很不方便。同事们在午休时间吃饭逛街的时候，背奶妈妈必须要赶回家喂奶或回到公司准时吸奶。

　　背奶妈妈也是幸福的。她们不用因为工作需要就停掉母乳，她们可以用母乳的营养滋润宝宝更长的时间，让宝宝更加聪明、强壮。背奶妈妈们用辛苦换来宝宝的健康成长，绝对值得。

　　而且，只要合理安排，方法得当，上班后继续母乳喂养，根本不是什么难题。

　　那么，就下定决心，做一个背奶妈妈吧。

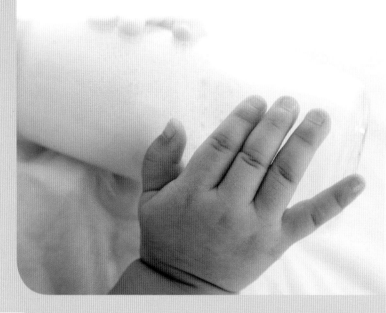

职场妈妈集乳必备用品

身居职场的母乳妈妈需要准备一个专门的手提袋，携带集奶必要的用品：

●吸奶器：帮助妈妈吸奶的重要工具

前文介绍过关于吸奶器的种类和优缺点，妈妈们可以根据自己的需要加以选择。如果妈妈习惯以手挤奶，可以不使用吸奶器。

●母乳存储杯或存储袋：这两种产品市面上都可以买到

存储杯的优点是可以反复使用，但价格相对高一些。存储袋是一次性产品，价格高低都有。有的吸奶器可以直接连接母乳存储杯，吸奶后直接将杯盖密封好即可。如果不能直接连接，就需要将母乳吸到容器内，再倒入存储容器。

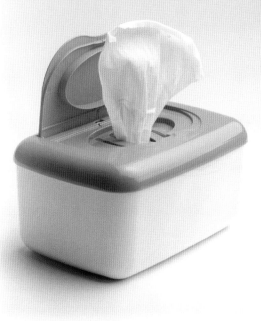

●可携式保温箱或小冰箱

由于母乳需要低温保存，所以需要携带保温箱或小冰箱。保温箱没有制冷功能，需要放入专门的降温蓝冰（市面上有售），也可以用冻好的瓶装水代替。

●**不含酒精的消毒纸巾**

在公司吸奶没法清洗乳房和乳头，可用不含酒精的消毒纸巾擦拭。选择宝宝可以使用的湿巾最为安全，可以买一盒放在公司方便使用。

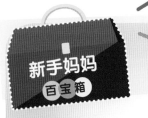

●**防溢乳垫**

将防溢乳垫放入内衣，防止在工作时间溢乳弄湿衣服的尴尬。

新手妈妈 百宝箱

可携式保温箱或小冰箱太重了，不方便拿怎么办

有的职场妈妈需要乘坐公车、地铁或长时间步行，拿着较重的保温箱或小冰箱实在不方便。可以用以下方法解决这个问题：

·**使用公司的冰箱**：很多公司的餐厅或茶水间里都有冰箱，妈妈们可以把母乳存在公司的冰箱里。如果卫生条件不如意，可以将盛放母乳的容器先放在密封盒里再放进冰箱。如果公司还有其他背奶妈妈，需要在容器上或密封盒上写上自己的名字。

·**用蓝冰或冰块降温**：提前将蓝冰冻好，也可以用冻成冰的瓶装水，将母乳和冰块一起放进不会漏水的袋子里密封好。这样的冰冻时间可能不如保温箱长，如果路途较远最好不要采取这种方法，只能辛苦妈妈提保温箱或小冰箱了。

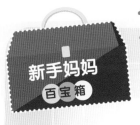

新手妈妈百宝箱

手动挤奶的方法

　　以手挤奶时，妈妈可以选择自己喜欢的姿势，站着或坐着都可以。将盛奶的容器靠近乳头，用食指和拇指按住距离乳头两厘米或乳晕外围1厘米的地方，用其他手指托住乳房，另一只手拿着盛奶的容器。用拇指和食指按压乳房，同时向下用力。按压的力度要适中，用力过轻挤不出奶来，过重会堵塞乳腺管。

● 特别提醒：

　　· 妈妈可以根据自己的实际情况决定挤奶的力度，通常经过几次摸索，就可以找到舒服、效率高的力度。

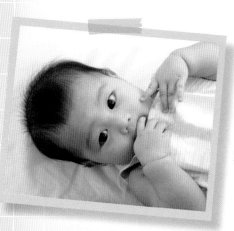

　　· 挤奶前，要清洁手部和乳房。

　　· 如果觉得两个手指挤奶很辛苦，可以用其他手指帮忙。用另一只手托住乳房，将盛奶的容器放在桌子上。

　　· 挤空一侧乳房后再挤另一侧乳房，尽量将乳汁彻底挤干净。

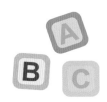

第3节

职场妈妈吸奶
的程序及注意事项

职场毕竟不同于家里，吸奶这项工作实施起来也不像在家里那么方便，做一个合格的背奶妈妈，有很多要点需要注意。

职场妈妈吸奶的程序

步骤1 选择一个安静私密的集乳环境

吸奶不能在大庭广众之下进行，一个安静私密的吸奶环境是必需的。有独立办公室的妈妈可以在自己的办公室吸奶，如果是开放的办公环境，可以在会议室吸奶。

步骤2 做好手部和乳房的清洁

去洗手间彻底清洗干净双手，不方便洗手时必须用消毒湿巾擦净双手。同时，以消毒湿巾擦干净乳房和乳头。

步骤3 清洁集乳环境

吸奶环境要清洁，特别是用的桌子必须以湿巾擦拭干净，可使用一次性塑胶桌布。

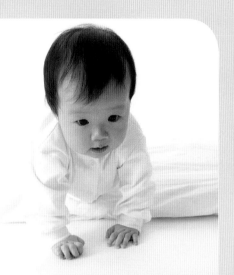

步骤 4 取出集乳用品

　　带到公司的吸奶器等必须是 24 小时之内消毒过的，装入可以封口的塑胶袋或密封盒里带到公司。妈妈们必须清洁双手后再接触吸奶用品。

步骤 5 开始集乳

　　使用吸奶器或手挤完成吸奶。不同类型的吸奶器使用方法不同，吸奶器会配有简单易读的使用说明书和图画说明，根据说明即可顺利完成吸奶。要尽量吸空乳房，吸得越彻底越好。

步骤 6 将母乳密封保存

　　使用存储杯或存储袋保存，一定要将母乳彻底密封好。有的妈妈觉得将母乳放在奶瓶里方便给宝宝喂奶时使用，千万不可这样做。奶瓶不是密封的容器，使用奶瓶存放母乳会影响母乳品质。

步骤 7 将母乳冷藏

　　将母乳放进保温箱或小冰箱内冷藏。如果公司有冰箱，优先放入公司的冰箱，下班回家时再放入保温箱或冰箱带回，因为冰箱的冷藏环境优于其他工具。

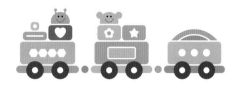

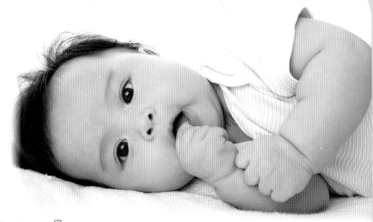

 步骤 8 清洗吸奶工具

将吸奶器彻底清洗干净。有的吸奶器构造复杂，缝隙里很容易残留奶水，奶水干透后会很难清洗干净，不利于卫生，因此吸奶后要及时清洗吸奶器及其他工具。

下班时，将吸出的母乳带回家，可以第二天给宝宝食用。回家的路上，要确保母乳处于低温环境中，到家后立即将母乳冷藏或冷冻，确保品质。

背奶妈妈需要注意的事项

●提前练习吸奶或挤奶

很多母乳妈妈在家时奶量刚刚好，不需要吸奶或挤奶，对这项技术完全没有经验。需要背奶的职场妈妈要在上班前，掌握好吸奶或挤奶的方法，与吸奶器做好足够的磨合。

●做好心理的调整

心理变化会影响脑下垂体分泌泌乳素和催产素这两种哺乳必不可少的激素。妈妈需要在上班前调整好自己的心理，避免产生对工作的抗拒和对背奶的畏难情绪，保持开朗的心情，乐观接受身份和职责的转变，要有足够的信心，相信自己能够同时兼顾职场女性和母乳妈妈的双重任务。

● 远离吸烟和辐射环境

母乳妈妈回到职场会有很多身不由己的时候，但要特别注意远离吸烟和辐射环境，以免对母乳产生不良影响，影响宝宝的健康。

● 穿的服装要便于吸奶

尽量不穿连衣裙或过长的上衣。吸奶时，只需将上衣撩起并解开内衣就可顺利吸奶，非常方便。

新手妈妈
百宝箱

吸奶器的清洗及消毒

不同种类的吸奶器结构不同，尽管结构不同，还是要将吸奶器的所有可能积存奶水的部位拆开清洗干净。尽量使用流动的水冲洗，使用化学类清洁剂时要注意彻底冲洗干净。如果不方便冲洗，可以使用浸泡的方法洗涤。清洗干净后再进行高温消毒，使用蒸煮的方法都可以。职场妈妈可以在公司先将吸奶器彻底洗净，回家后再进行消毒。

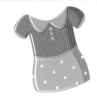

第4节

职场妈妈的哺乳时间表

　　一般职场女性的工作时间是朝九晚五，上班前已经经过几个月的哺乳，乳汁的产生已经比较规律。一般来说，职场母乳妈妈只需中午在公司吸奶一次就可以了，如果奶水较多，可以在下午再吸奶一次。

　　可以这样安排一天的哺乳时间表：

　　起床后，7：30左右，妈妈可以直接给宝宝哺乳1次。哺乳后吸净乳房中剩余的奶水后上班，奶水可保存，给宝宝在当天食用。

　　午餐后，12：00左右，在公司吸奶。

　　下午，3:30左右，奶水量较大的妈妈可以再吸奶1次，一般来说不需要这次吸奶。

　　下班后，6：30左右，妈妈到家后可以直接给宝宝哺乳1次。

　　晚上入睡前，10：00左右，为宝宝哺乳1次。哺乳后可将剩余的奶水吸出，留在第二天妈妈上班时给宝宝食用。

　　吸出的奶水使用正确的方法冷藏、冷冻，待解冻加热后可以给宝宝食用。一般来说，妈妈早晨吸出来的奶进行冷藏，宝宝白天可以食用。中午和晚上吸出来的奶，进行冷藏第二天给宝宝食用。两天内如果不食用，就要进行冷冻保存。

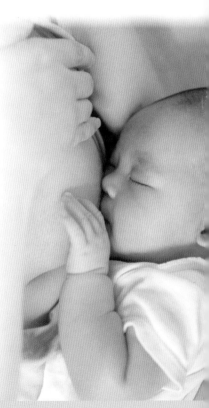

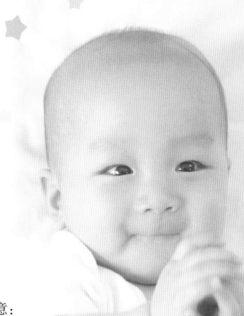

有以下几点需要特别注意：

·**吸奶的频率要根据妈妈的泌乳情况合理安排**。需要在公司吸奶两次或以上的妈妈，要在每次吸奶后做好吸奶器的消毒工作。如果不方便使用蒸煮的方法进行消毒，可以开水将吸奶器彻底烫洗一遍后再使用。市面上有一种奶瓶消毒锅，如果条件许可，职场妈妈可放一个在公司使用。在家也可以使用奶瓶消毒锅，非常方便。

·**注意卫生**。如果妈妈没有适宜的吸奶场地而不得不在洗手间吸奶，则需要特别注意卫生。吸奶用品不要接触洗手间的任何地方，如果洗手间环境和空气较差，建议吸出来的奶水最好不要给宝宝食用，不要因为心疼奶水而将可能被污染的母乳给宝宝喝。也不要因为奶水吸出来只能丢掉而放弃吸奶甚至终止哺喂母乳，要定期吸奶，避免退奶。

·**掌握好吸奶的时间规律**。如果妈妈只方便在午休时间吸奶，那么可以将中午吸奶的时间适当调整，快要上班的时候再吸，这样可以坚持到下班回家给宝宝哺乳，不会造成涨奶或积奶。

· **多重利用**。如果实在不具备冷藏条件，吸出的奶水不要给宝宝吃，可以用来给宝宝洗澡，或制作母乳香皂。

· **在上班前练习好哺乳时间表**。妈妈可以在上班前的半个月在家练习自己的职场哺乳时间表，掌握好自己的哺乳时间和吸奶时间。

· **不要过度劳累**。职场妈妈需要做好工作，回家后要照顾宝宝，还有做不完的家务。妈妈一定要安排好自己的时间，适度休息，不要让自己过于劳累，影响身体健康和母乳品质。宝宝爸爸要主动分担家务，必要时可以请保姆或钟点工帮忙。

· **充足的睡眠时间**。睡眠不足是职场妈妈遇到的最大难题，白天要上班、夜里要给宝宝哺乳，睡眠品质无法保障。睡眠不足会影响妈妈的身体健康、工作效率，还会影响本来就不多的亲子时间和品质。因此，母乳妈妈要尽量提早上床休息，最好在宝宝入睡后尽早休息，保证足够的睡眠时间。

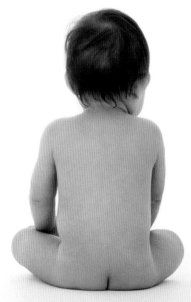

职场妈妈出差时，需要注意的事项

新手妈妈百宝箱

· 如果母乳妈妈出差在外几天，也不要忽视吸奶。切不可因为几天的不方便就终止母乳。

· 如果出差路途较远，不方便母乳的保存就不要强求，可以将母乳丢弃，但要定时吸奶。

· 如果需要坐长途火车或汽车不方便，可以按前文介绍过的在外哺乳的遮挡方法进行遮挡，火车上可以到洗手间内吸奶。要安排好吸奶时间和频率，避免积乳。

· 即便没有出差，长时间开会时，职场妈妈也要安排好时间吸奶。·

· 要尽量向公司争取避免出差，一般而言，公司会对哺乳期的女性员工有所照顾。

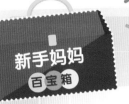

第 **5** 节

母乳的储藏、解冻及食用方法

有的妈妈会问：挤出来的母乳带回家，还能给宝宝吃吗？不会变质或失去营养吗？冷藏或冷冻的母乳，该如何给宝宝食用呢？

首先让我们来了解一下，不同的冷藏方式下，母乳的保存时间：

· 母乳在室温（25℃）下，初乳可以保存 12 个小时，成熟乳可以保存 4~6 个小时。

· 在一般冷藏室，可以保存 5 天。

· 在 0~4℃的冷藏室，可以保存 8 天。

· 单门冰箱的冷冻层，可以保存 14 天。

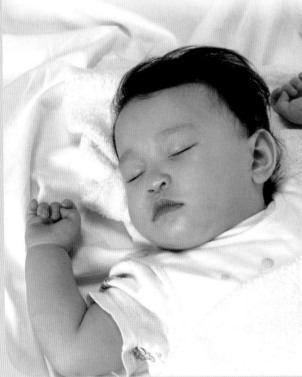

· 多门冰箱的独立冷冻室，3~4 个月。

· –20℃以下的专用冷冻库，6 ~ 12 个月。

这些数字令您惊奇吗？是不是从没想过母乳居然可以保存这么长时间？所以，不要轻易丢弃母乳，为宝宝把母乳安全地保存起来。在上述的条件下和时间内，母乳不会变质，也不会损失营养。

母乳保存的注意事项

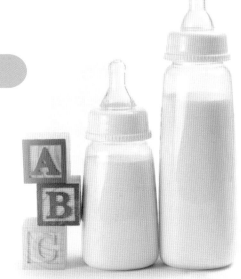

· **容器要密封**。存储杯和存储袋，都可以作为母乳的存储容器。使用存储袋时要确保袋子直立放置，并将上端空气挤出，容器要确保干净卫生。

· **建议小量分装**。母乳不可反复解冻再冰冻，因此建议小量分装，每份在 100 毫升左右最佳。

· **在包装上写上日期**。如果有多人存储母乳，要写上名字避免混淆。

· **不要装得过满**。母乳冻成冰后，体积会有所增加，过满会溢出容器。

· **冷藏优于冷冻**。如果宝宝在 48 小时内会食用，冷藏即可。

· **同一天挤出的冷藏母乳，可以一起存储**。

· **可以在已经冷冻的母乳上加入新鲜母乳**。但新鲜母乳需要先冷藏降温，且要少于冷冻母乳。

· **使用冰箱冷藏或冷冻**。不要将母乳放在冰箱门上，这样容易造成温度变化，不利于母乳保存。

母乳的解冻及加热方法

●冷藏母乳的加热方法

将盛放母乳的容器直接放在温水中或倒入奶瓶后，再放入 60℃温水中隔水加热，注意水温不可过高，将母乳加热至 37℃左右就可以了。

切记不可将母乳直接熬煮或使用微波炉加热，这样会破坏母乳中的营养成分。可以选用温奶器进行加热，或在水中放置水温计帮助掌握温度。操作一段时间后，就可以熟练地掌握水温了。

●冷冻母乳的解冻及加热方法

解冻方法分为慢速解冻和快速解冻。

慢速解冻就是将冷冻的母乳放入冷藏环境慢慢解冻，注意不可将母乳在室温条件下解冻，避免滋生细菌。

快速解冻可将冷冻母乳先放入冷水中，然后逐步增加温水进行解冻，同样要注意水温不可过高，避免破坏母乳营养。

待母乳解冻后再加热，就可以给宝宝食用了，加热方法和冷藏母乳的加热方法相同。

需要特别注意的是，冷冻母乳一旦解冻，即便没有加热，也不可再次冷冻，但可以在冷藏室放置 24 小时。

●母乳解冻和食用的注意事项

·已经加热或解冻并加热的母乳，不可以再次冷藏、冷冻。

·存储的母乳应该从日期早的开始食用。

·挤出的母乳会出现脂肪分离的现象，可以看到上层的颜色较黄，下层的颜色较清，这是因为脂肪分离出来漂浮在上面，是很正常的现象。母乳依然是新鲜的，加热后摇匀再给宝宝食用即可。

·一定要在保存期内将母乳吃掉，不可食用过期母乳。

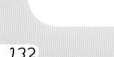

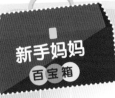

以母乳来制作手工皂

手工香皂滋润度高、不含人工合成洗涤剂、香料、色素，而且还可以根据自己的喜好选择香气种类，很多追求时尚、健康天然的人都很喜欢。

由于母乳天然、健康、营养丰富，具备很高的营养价值和美容功效。将吃不完的母乳融入手工香皂，制作出来的香皂用来给宝宝洗澡，是最佳清洁、护肤品。当然，妈妈和其他家庭成员也可以使用，用来送人也非常不错。

手工皂的制作方法有很多种，例如：冷制法、热制法、融化再制法、再生皂等。由于高温会破坏母乳中丰富的营养成分，所以在制作母乳手工皂时最好选用冷制法。冷制法可以有效地保留母乳的营养价值和美容功效，缺点是需要放置 1 个月才能使用。

下面介绍用冷制法制作母乳皂，流程如下：

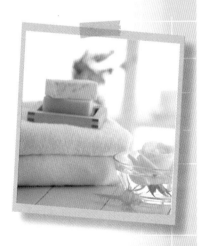

· 取适量的氢氧化钠，200 克左右。

· 将氢氧化钠溶解并降至室温。

· 称量要使用的油脂，1000 克左右，可以多种油脂搭配使用，但要保持液态。

· 将降至室温的液态氢氧化钠倒入油脂中，充分搅拌。

· 将 150 克左右的母乳倒入油脂与氢氧化钠的混合物中，继续搅拌。

· 将搅拌好的混合物倒入模具中。

· 充分保温 24 小时后可以脱模，放置 1 个月后可以使用。

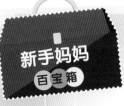

新手妈妈 百宝箱

母乳珍贵，杜绝浪费

· 生育一个宝宝，妈妈只在这个周期内产生母乳，所以，母乳是不可复制的珍贵产物。

· 建议妈妈尽量不要丢弃母乳，而是将剩余的母乳都存储起来，即便在妈妈上班前也应该这么做。存储起来的母乳可以在妈妈生病不能哺乳、临时外出时、上班后，或由于各种原因母乳终止后给宝宝食用，但须注意母乳一定要在保存期内。

· 过多的母乳也可以用来帮助需要母乳的人。有的妈妈无法哺喂母乳，却很想给宝宝吃母乳，奶水丰富的妈妈可以将多余的母乳送给需要的妈妈。

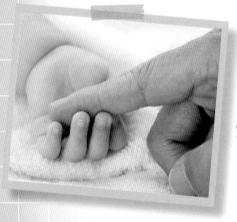

· 母乳除了用来食用，也可以用来给宝宝洗澡。母乳是最天然的护肤品，如果家里存储的母乳实在吃不完，可以在宝宝洗澡时放入宝宝浴盆。

制作母乳皂的注意事项

●关于氢氧化钠

有的妈妈可能会产生疑问，氢氧化钠属于碱性物质，会不会伤害皮肤？特别是宝宝幼嫩的皮肤呢？

关于此点，完全不必担心。氢氧化钠和油脂混合后会发生化学反应，生成润肤的甘油，并形成皂体。也就是说，只要氢氧化钠和油脂的比例适当，经过充分的化学反应后，氢氧化钠就会完全被分解生成其他物质，不会有残余的氢氧化钠留在母乳皂中。

由于氢氧化钠在溶解的过程中会产生热能，热能会破坏母乳中的营养物质，因此必须先将氢氧化钠溶解后再加入母乳。

由于氢氧化钠具有腐蚀性，因此在母乳皂的制作过程中要注意做好防护措施，戴上口罩、手套和围裙，避免碱性的氢氧化钠侵蚀皮肤和衣服。最好提前准备一杯白醋，必要时可及时中和氢氧化钠的碱性。

●关于油脂

搭配使用不同种类的油脂，可以制作出不同功能、味道的母乳皂。下面介绍几种手工皂制作中常用到的油脂及主要功效：

·**橄榄油**：橄榄油具有神奇的护肤功效，橄榄油含有极易被人体吸收的角鲨烯以及种类丰富的不饱和脂肪酸，吸收性强，有去皱、防衰老的作用，还能防治手足的皲裂。橄榄油的另一神奇功效是可防癌、防辐射。

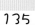

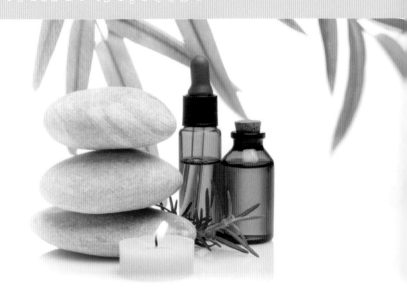

·**椰子油**：椰子油起泡度高，洗净力强，是制作手工皂的常用油脂。但用椰子油制作母乳皂时，要注意比例在总油脂量的 20% 以内，过多会造成皮肤干涩。椰子油易凝，天气较冷时使用需要提前融化。

·**棕榈油**：使用棕榈油做的手工皂硬度较高，可以让手工皂温和厚实，也是很常用的手工皂油脂。棕榈油常和椰子油一起使用，因为它起泡率很低，可以和椰子油优势互补。使用棕榈油通常占油脂总量的 10%~20% 即可，过多会造成皂体过硬。棕榈油在低温时会变得很浓稠，要隔水加热后使用。

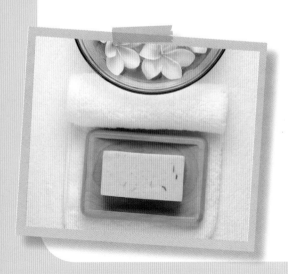

·**芝麻油**：芝麻油具有很高的保湿性成分，适合干性皮肤的人或生活在气候干燥的地区使用。以芝麻油制作的手工皂，泡沫丰富，透明度高。芝麻油比例过多，会让皂体稀软，建议用量在油脂总量的 3%~5% 即可。使用芝麻油制作手工皂时，脱模的难度比较高，不要使用形状过于复杂的模子。

·**可可脂**：在预防妊娠纹的乳霜中常见可可脂，可见这是一种可以增强皮肤弹性的油脂成分。使用可可脂制作的手工皂，泡沫细腻，手感扎实细腻，可以提升手工皂的品质。

妈妈们可以选用不同的油脂制作出自己喜爱的母乳手工皂，另外，使用各种模具可以让手工皂形状更加漂亮。妈妈们可以学习各种不同的制作方法，做出漂亮实用的母乳手工皂。

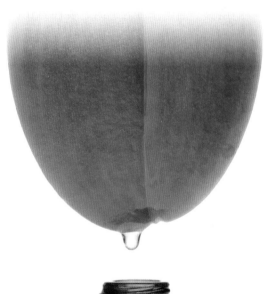

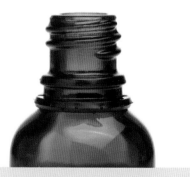

第6节

千万不要**忽视宝宝的感受**

和自己朝夕相对、寸步不离的妈妈就要去上班了，不能24小时陪着自己了，不能只吃熟悉的妈妈的乳头了，要学会适应口感不太一样的奶瓶，照顾自己的人也要变了……作为职场妈妈的宝宝来说，需要适应的东西可真多。

回归职场，妈妈需要调整好自己的生活和心理，宝宝同样也需要调整适应，妈妈千万不要忽视了宝宝的感受，一定要帮助宝宝做好这一阶段的调整，确保宝宝能和妈妈一起顺利过渡。

 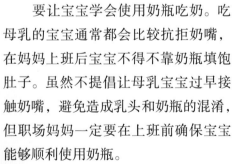

提前学会"妈妈上班后的吃奶方式"

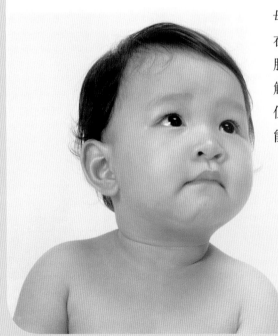

要让宝宝学会使用奶瓶吃奶。吃母乳的宝宝通常都会比较抗拒奶嘴，在妈妈上班后宝宝不得不靠奶瓶填饱肚子。虽然不提倡让母乳宝宝过早接触奶嘴，避免造成乳头和奶瓶的混淆，但职场妈妈一定要在上班前确保宝宝能够顺利使用奶瓶。

该如何让母乳宝宝爱上奶嘴呢？

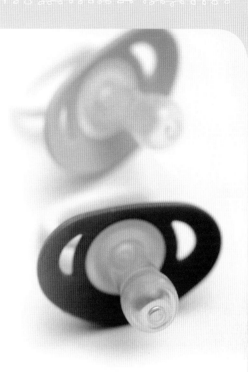

●**选对时机**

在宝宝感到特别饥饿的时候使用奶瓶，饥饿感会让宝宝在某种程度上"饥不择食"，比较容易接受奶瓶。另外，要在宝宝心情愉悦、身体健康、没有哭闹的时候使用奶瓶，这样也会顺利一些。

●**巧妙过渡**

在宝宝睡前进行哺乳时，可以先用乳头喂奶，待宝宝迷迷糊糊出现睡意的时候，再换上奶瓶，这样宝宝会对奶嘴产生模糊的感觉，慢慢就会适应。

●**从水开始**

宝宝4个月开始添加辅食后就需要喝水了，这时妈妈们可以使用奶瓶给宝宝喂水，让宝宝慢慢适应。

●**选对奶嘴**

刚开始使用奶瓶时，要尽量选择和妈妈乳头质感、形状相似的奶嘴。市面上可以找到这类的产品，待宝宝慢慢适应后再使用其他类型的奶嘴。

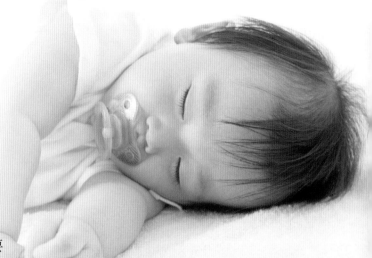

●提前练习

在妈妈上班前就要
练习将母乳吸出倒入奶瓶喂给宝宝吃，给宝宝一些时间，让宝宝慢慢适应。
当宝宝发现奶瓶中流出的奶和妈妈的母乳是同样的味道时，对奶嘴也就不
会那么抗拒了。建议在妈妈上班前2~3周就开始这项练习。

●循序渐进

在奶瓶训练的过程中，妈妈切不可心急，一定要根据宝宝的感受循序
渐进地进行。如果过于急躁，会引起宝宝的反感，造成宝宝更加抗拒奶嘴。

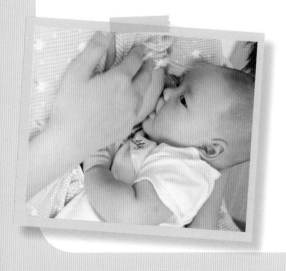

提前模拟"妈妈上班后的吃饭时间表"

通常在妈妈上班后宝宝也要开始
添加辅食，奶量也会有所减少。每个
宝宝由于身体发育情况或喂养习惯的
不同，吃奶的时间也不相同。

母乳妈妈最好在上班前的1~2周
时间，就开始模拟上班后的喂养时间。

妈妈应该按照上班后的作息时间表，哺乳、吸奶、用奶瓶喂奶、吃辅食、喝水，并逐步建立适合宝宝的个性化喂养时间，让宝宝提前适应"妈妈上班后的吃饭时间表"。特别是时间表上妈妈不在家的这段时间，一定要提前确定好宝宝的用餐时间。

提前适应"妈妈上班后的生活"

　　主要是要让宝宝适应和妈妈的分离。宝宝之前的生活里，妈妈是和他朝夕相对，从不分开的，他的一切都是由妈妈料理：吃奶、大小便、睡觉、游戏、散步……

　　妈妈上班后，每天至少有 8 个小时的时间不能陪在宝宝身边，这种分离如果处理不好，很容易让宝宝丧失安全感和对妈妈的信任，对新生活模式的不适应容易让宝宝心情烦躁甚至生病。

　　建议妈妈们在上班前开始培养和宝宝之间的"分离训练"。即每天妈妈都离开家一段时间，让宝宝慢慢适应和妈妈的分离，直到宝宝在心理上接受这种生活模式，让宝宝明白：妈妈只是去上班了，很快就会回来继续陪伴我。

　　进行分离训练时要注意以下几点：

　　·提前模拟训练"妈妈上班后的吃饭时间表"，妈妈在某些时段不在家，让宝宝适应这种新生活。

　　·逐渐加长和宝宝分离的时间。妈妈刚开始可以每次离开 1 个小时，然后出现在宝宝面前，然后 2 个小时、3 个小时……直到全部工作时间。和

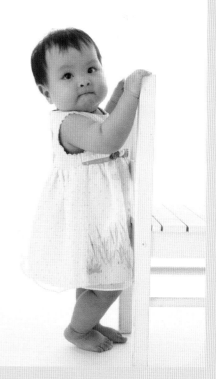

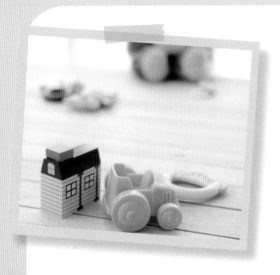

宝宝的分离的时间逐渐加长，让宝宝慢慢适应。

· 要给宝宝信心和关心。妈妈每次见到宝宝，要用类似的语言抚慰宝宝："看，妈妈回来了""妈妈离开之后也会回来陪宝宝""妈妈下班回来陪宝宝啦"，并拥抱亲吻宝宝。让宝宝知道"妈妈只是去上班了，妈妈还会回来，不会丢下我，妈妈依然爱我"，维护宝宝的心理健康。

提前适应"妈妈上班后的代养人"

妈妈上班后，宝宝需要新的代养人，代养人可能是家中的其他亲属或者保姆。代养人与宝宝是否能相处愉快，关系到宝宝在妈妈上班后是否能健康成长、快乐生活，非常重要。

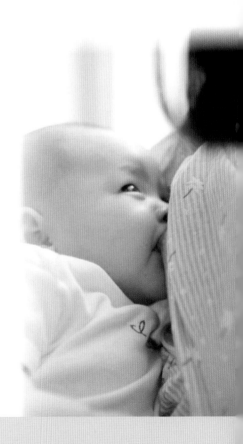

●代养人的选择很关键

代养人要有一定的育儿知识、心理和身体都健康、善良勤快有爱心，喜欢孩子。如果是家中亲属，则需要选择关系好、放心可靠的人选。如果是保姆，一定要通过安全的渠道聘请。

●要让代养人与宝宝充分熟悉

在妈妈上班前，一定要请代养人提前到家中，和宝宝充分熟悉，让宝宝对代养人产生亲切、信任的心理，确保今后宝宝和代养人能相处愉快。

●妈妈要对代养人进行充分的考察

要考察代养人是否具备一定的育儿知识、做宝宝餐的水准、是否喜欢孩子、是否有足够的耐心和爱心等。建议在妈妈上班前的1~2周就请代养人来到家中，配合前面提到的吃饭训练和分离训练一起进行。

●妈妈要与代养人进行逐步过渡

开始时，妈妈可以和代养人一起照顾宝宝，然后妈妈慢慢地淡出，让代养人来照顾宝宝的生活。注意这个过程一定要循序渐进，慢慢增加宝宝和代养人单独相处的时间。

母乳妈妈回归职场，对妈妈和宝宝都是一次考验。这个过程，妈妈必须要妥善处理好，让妈妈和宝宝都顺利过渡，并哺喂母乳到最后。

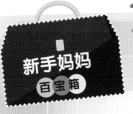

职场妈妈尽量多陪伴宝宝

● 如果时间允许，妈妈请中午回家

如果公司与家距离不远，时间也允许，妈妈中午最好可以回家陪伴宝宝。这样做不仅免去了吸奶的麻烦，还能增加职场妈妈本就不多的亲子时刻。妈妈的陪伴对于宝宝来说是无可替代的，对于宝宝的身心发育都是非常有益的。

● 推掉无谓的应酬

职场上总会有很多应酬，来侵占妈妈的下班时间。母乳妈妈最好推掉无谓的应酬，不但因为应酬的环境不利于健康，更侵占了职场妈妈珍贵的亲子时刻。尽量准时下班回家陪孩子，这才是最重要的，当然前提是不过分影响工作。

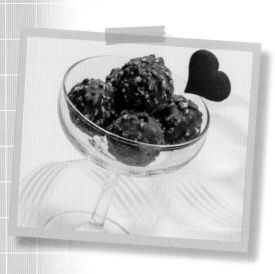

● 晚上陪宝宝睡觉

有很多职场妈妈觉得和宝宝一起睡觉影响睡眠，继而影响第二天的工作。事实上，陪宝宝睡觉能给宝宝足够的安全感，建立宝宝正常的情感依赖，还能方便夜间哺乳。母乳妈妈可以尽量早些上床，保证充足的睡眠时间。

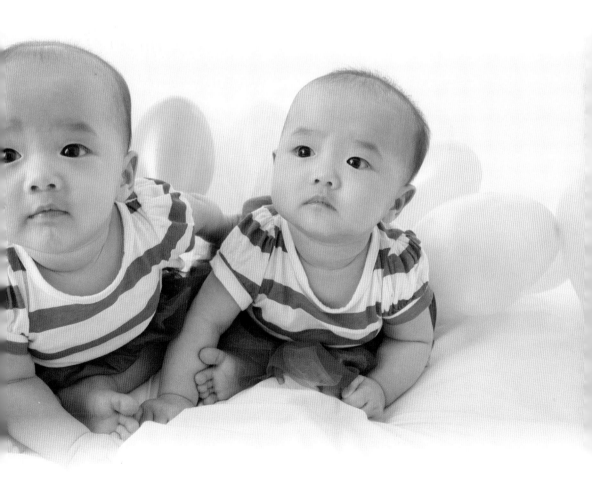

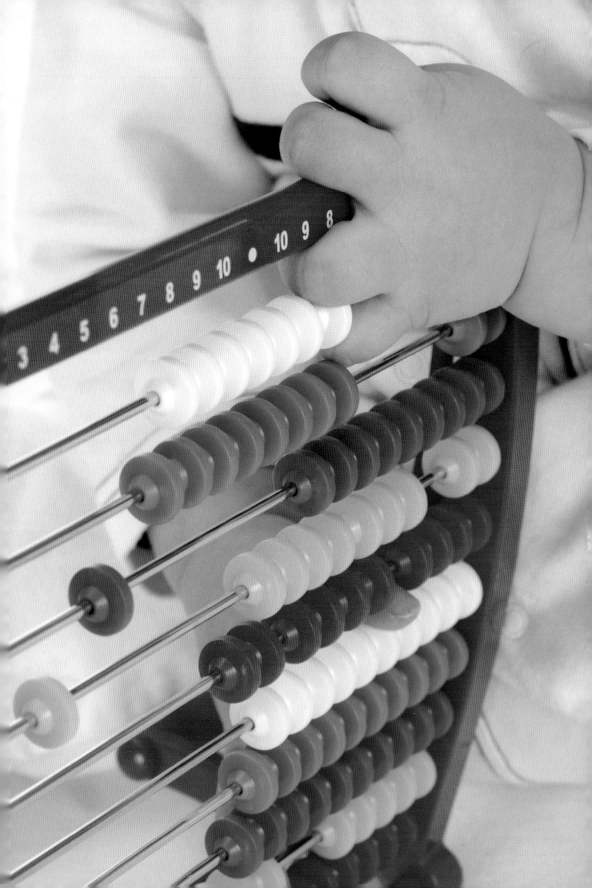

第 6 章

母乳喂养，
爸爸也很重要

面对家庭人员的变化，
面对需要照顾的孩子，面对辛苦哺喂母乳的妻子，
爸爸们要做的事情其实有很多。
新手爸爸究竟该如何调整好自己的心态，
带领全家迎接新的生活呢？
要怎样做才能疼爱妻子做一个好丈夫？
又能疼爱宝宝做一个合格的好爸爸呢？对于母乳喂养这件事，
爸爸们究竟又该做些什么呢？

第1节

做一个优秀的母乳爸爸

什么是"母乳爸爸"？母乳爸爸是坚决用思想和行动，鼓励和支持妻子实行母乳喂养的爸爸。一个优秀的母乳爸爸，对能否成功地实行母乳喂养非常重要。

母乳喂养的宣传员

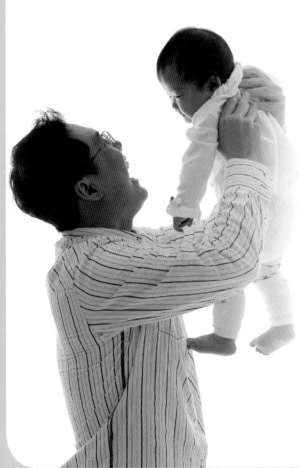

不可否认，有一些准妈妈在孕期里对于母乳喂养的重要性和益处认识不足，对于母乳喂养并非十分信任而心存疑虑，有的准妈妈甚至固执地认为母乳喂养不如人工喂养，对母乳异常抗拒。

作为一名准爸爸，应该和妻子一起了解母乳喂养的有关知识。让妻子明白，母乳是世界上最为珍贵和适合宝宝成长的食物，其营养丰富、易于吸收的特点，以及可以让宝宝更聪明、更健康的功效，是没有任何一种食品能够替代的。

为了让妻子消除对于母乳喂养的顾虑，准爸爸应该多向妻子灌输关于母乳喂养对女性健康的有益之处，告诉妻子母乳喂养有助产后子宫的复原，有助身材的

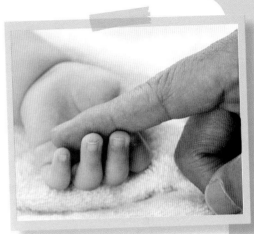

恢复，还会降低罹患一些可怕疾病的概率，最重要的是可以让妈妈和宝宝更加亲近。准爸爸还应该告诉妻子，不会对妻子因为哺乳可能造成的乳房下垂而心生嫌弃。

准爸爸应该鼓励妻子多了解母乳喂养的相关知识，阅读有关的资料和书籍。在宝宝出生之前，夫妻两人要掌握母乳喂养的基本要点和可能遇到的问题及化解方法。

母乳喂养的勤务员

母乳妈妈很辛苦，需要付出的非常多。作为宝宝爸爸，应该主动为妻子分担压力和家务劳动。

宝宝出生后，爸爸应全力做好母乳喂养的保障工作。母乳妈妈特别是新手妈妈在刚开始哺乳时，方法不够熟练，和宝宝的磨合不够，总是会遇到各种困难，让妈妈异常沮丧。这时，宝宝爸爸需要从精神上抚慰妻子，给妻子足够的信心，多说些鼓励的话语。同时，要和妻子一起克服困难，解决各种难题，让母乳喂养顺利进行。

母乳妈妈的营养状况也是宝宝爸爸应该关注的问题。爸爸应该了解哪些食物是发奶的，哪些食物是退奶的，哪些食物是母乳妈妈应该多吃一些的，哪些营养物质是哺乳期内不可或缺的。然后再根据妻子的口味准备可口的食物，即便宝宝爸爸没有时间天天都为妻子下厨做饭，周末或假期中的一次下厨也会让妻子异常感动。爸爸如果真的不会或没有时间做饭，也应该了解哺乳期的有关饮食要点，叮嘱其他家人或保姆多加注意。

母乳妈妈很辛苦，需要 24 小时贴身照顾宝宝，还有很多家务需要做。宝宝爸爸应该在工作之余主动帮助妻子分担家务、照顾孩子，让妻子有时间放松自己，调整状态。

母乳喂养的消防员

母乳喂养中会遇到一些突发的状况，这些状况发生时，就需要宝宝爸爸像"消防员"一样紧急处置，让母乳喂养继续下去。

产后开奶时，由于母乳妈妈乳腺不够畅通或者宝宝吸吮力不够等原因，无法顺利开奶时，就需要宝宝爸爸勇于"献身"了。宝宝爸爸可以帮忙吸吮，帮忙疏通乳腺，并刺激泌乳。等到成功开奶、宝宝顺利吃到母乳时，宝宝爸爸就可以功成身退。

哺乳时，如果妈妈发生了积乳或乳腺炎等状况时，宝宝爸爸也需要拔刀相助。首先要带妻子去看医生，让医生针对病情进行有关的处理，不能因为怕麻烦或妻子抗拒看医生而不去就医。其次要协助妻子做好乳房的热敷和按摩，帮助妻子准备温度相对高一些的热毛巾反复热敷，并将淤积的硬块揉开。最后也是相当重要的一点，当积乳或乳腺炎发生时，由于身体上的痛苦，妈妈的心情也会变得很差，宝宝爸爸要接纳妻子此刻的负面情绪，对妻子要温柔体贴，并帮助妻子建立信心。

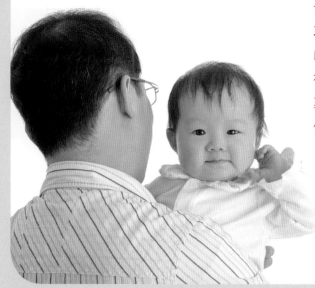

母乳爸爸，拒绝"吃醋"

女人在产后，会因为丈夫将一部分精力和爱分给了孩子而抑郁，但其实很多男人也会因为妻子在产后，将绝大部分的精力和爱都给了孩子而"吃醋"。

 不要介意妻子的忽视

一个人的精力有限，母乳妈妈在照顾宝宝的过程中，会将自己的大部分时间和精力都投注到宝宝身上，经常会忽略了丈夫的存在，忽视了丈夫的情感需求。

作为宝宝爸爸，一定不要介意妻子这样的忽视，要体谅她的精力有限。要体贴妻子为家、为孩子的辛苦付出，不要因为妻子暂时的忽视就心生埋怨，认为妻子不爱自己了。也希望宝宝爸爸明白这一点，宝宝是两个人的爱情结晶，妻子爱孩子也就是爱丈夫。

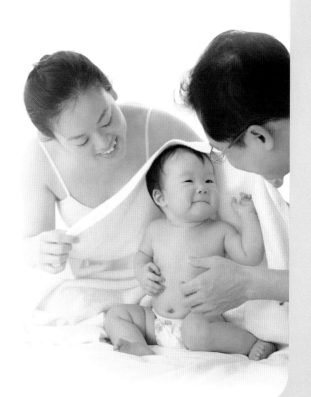

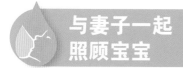 **与妻子一起照顾宝宝**

其实，宝宝爸爸与其选择"吃醋"，不如积极参与到孩

子的照顾中来。在与妻子共同照顾孩子的过程中，不仅可以体验到照顾宝宝的无限乐趣，还能体验到夫妻相濡以沫、共同抚育孩子的幸福，以及一家人生活的无限温馨。

宝宝爸爸和妻子一起，帮宝宝换尿布、给宝宝洗澡、陪宝宝游戏。父母的陪伴是孩子最好的礼物，夫妻一起照顾宝宝，既能让宝宝爸爸体会到妻子的辛苦，又能增加与妻子相处的幸福时光。

哺乳期拒绝出轨

在家照顾宝宝、喂养母乳的妈妈，会保持着家居的装扮，可能发型不够精致、衣着不够光鲜，看起来不够迷人，而且由于生理和心理原因，会出现性冷淡的情况。一些自制力不强的男人，会在这个阶段出轨，甚至背叛婚姻。

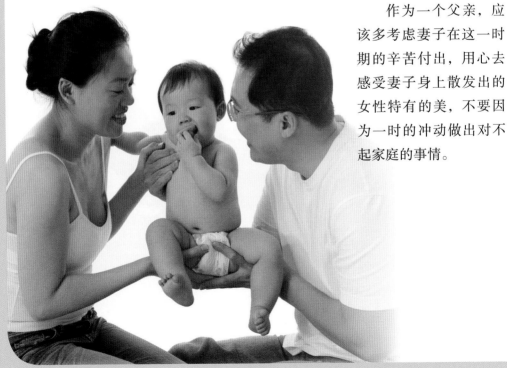

作为一个父亲，应该多考虑妻子在这一时期的辛苦付出，用心去感受妻子身上散发出的女性特有的美，不要因为一时的冲动做出对不起家庭的事情。

接受妻子的"性冷淡"

哺乳期的女性雌激素水准较低，加上生产所带来的恐惧心理，以及照顾宝宝的劳累，很多妈妈会出现暂时的"性冷淡"。宝宝爸爸要充分理解妻子的生理和心理变化，不要强迫妻子进行性生活。

如果要进行性生活，要选择妻子身体状态和情绪好的时候，慢慢挑动妻子的性欲，不要过于强硬。如果妻子阴道干涩，可以借助润滑油，不要弄疼妻子。虽然母乳喂养是天然的避孕方式，但并非百分之百安全，仍然要做好避孕措施。生产后 6 周之后，才能开始性生活。

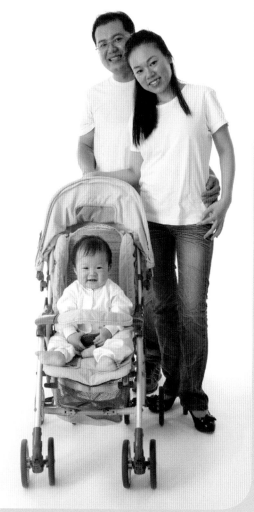

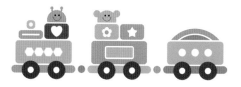

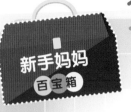

新手妈妈
百宝箱

母乳妈妈，不要过度忽视丈夫

哺乳期的母乳妈妈，尽管很累很辛苦，也要尽量照顾到丈夫的情绪，不要让哺乳期成为自己婚姻的"滑铁卢"。

·准备几套漂亮的家居服，良好的装扮不但会取悦丈夫，也会让自己更开心，亮丽的颜色对宝宝的视觉也是很好的刺激。

·让自己在家也尽量美丽。头发梳理整齐，即使是家居装扮也整洁清新，不论是孩子还是丈夫都喜欢这样的您。

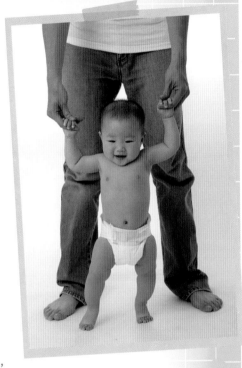

·每天给予丈夫足够的关心。丈夫下班后询问工作情况、身体情况，一边照顾宝宝一边和丈夫聊天。

·调整自己的性冷淡。克服心理的恐惧，多和丈夫亲吻拥抱等亲密接触，恢复自己正常的生理欲望。

母乳爸爸，
让宝宝感受到您的父爱

第3节

　　千万不要认为宝宝是妈妈一个人的责任，即便妻子是一个全职妈妈，在一个孩子的成长中，父亲同样承担着重要的责任。

　　不要以为襁褓中的宝宝什么都不懂，宝宝一样会从爸爸的贴身关怀、认真照顾和温馨陪伴中感受到浓浓的父爱。这些感受，会帮助宝宝建立起应有的安全感，形成健康的情感依赖，有助于宝宝健康的心理发育，是宝宝一生的财富。

　　由于哺乳是妈妈的专利，别人无法插手，妈妈"垄断"了照顾宝宝的大部分时间。那么，优秀的母乳爸爸该如何让孩子感受到自己的父爱呢？

哺乳时的陪伴

　　妈妈在哺乳时，爸爸可以静静地陪伴妻子给宝宝喂奶。这样的陪伴，可以增进爸爸和宝宝之间的感情，延长父亲与孩子之间的亲子时间。但需要注意，爸爸陪伴时不要干扰宝宝吃奶，不要刻意出声分散宝宝吃奶的注意力，只是静静地陪伴着就好。如果宝宝吃奶时拒绝爸爸的陪伴，爸爸也不要勉强。

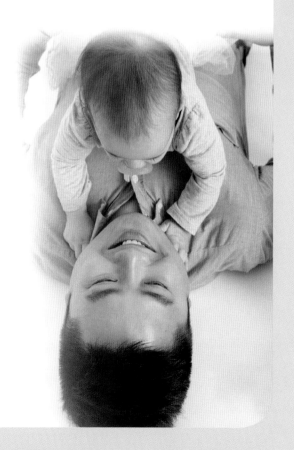

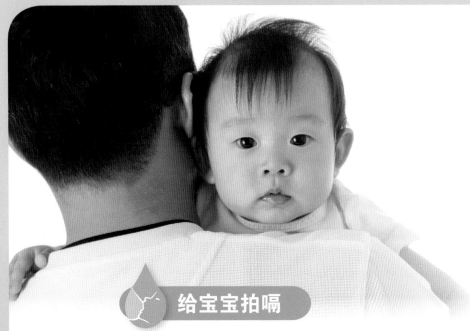

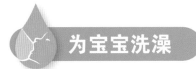

给宝宝拍嗝

哺乳后宝宝需要拍嗝，这项工作由爸爸来完成很合适。长时间的亲密接触，会让宝宝感受到爸爸强有力的温暖。趴在爸爸肩头，能带给宝宝十足的安全感。男人抱孩子是一幕很美的风景，高大的男人和小小的宝宝，总给人一种别样的温情。

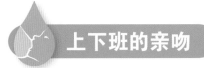

为宝宝洗澡

如果有时间，就让爸爸来给宝宝洗澡，即便是女宝宝也完全没有问题。在孩子开始有性别意识之前，爸爸给女儿洗澡都没有问题。对于小孩子来说，洗澡是一段很美好的游戏时光。这段时光里如果有爸爸的陪伴，可以建立起孩子对爸爸的信任和亲近感。

上下班的亲吻

爸爸上下班之前，只要宝宝没有睡觉，就给宝宝一个亲吻，告诉他"爸爸去上班了""爸爸回来了"。这样一个小小的亲吻，能增进亲子关系，建立孩子的安全感，不会产生分离恐惧。

陪宝宝散步游戏

天气好的时候多带宝宝到户外活动，和宝宝一起散步做游戏。在家的时候，可以陪伴宝宝玩一些妈妈很难做到的游戏，比如将孩子反复举起放下、让孩子骑到自己的肩膀上、将孩子平行于地面托起像飞机一样飞翔。这样既可以锻炼宝宝的胆量，训练前庭平衡，还能增进亲子关系，是简单且效果好的游戏方法。

上述都是爸爸很容易做到的陪伴宝宝的方法，都能够让宝宝感受到来自爸爸的爱和关心，让宝宝和爸爸更亲密。

爸爸通常都工作忙碌，很辛苦，陪伴宝宝的时间和精力有限，因此爸爸们一定要注意尽量拨出时间来陪伴宝宝，如果实在太累了，哪怕是静静地注视着宝宝游戏，都是表达父爱的一种方式。

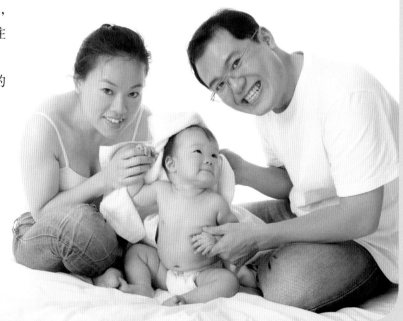

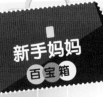

增进感情的最佳时段

不论宝宝是否与大人同床，也不论在哺乳期夫妻是否能够同床，每晚临睡前都要拨出一段时间（1个小时左右）作为一家人的最佳时段。

●最佳时段分为两个时段

一家人的最佳时段和夫妻的最佳时段。一家人的最佳时段：爸爸妈妈和宝宝可以躺在床上听音乐、讲故事，或者进行亲子阅读。然后妈妈可以给宝宝喂奶让宝宝慢慢入睡，爸爸在一旁陪伴。这段时间不要做过于激烈的游戏，让宝宝过度兴奋，会不利于宝宝的睡眠。尽量做一些安静、悠闲的事情，让宝宝逐渐安静下来，顺利入睡。

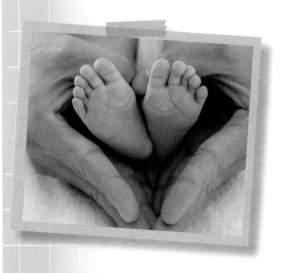

●夫妻的最佳时段

宝宝入睡后，夫妻二人应该享受一段属于自己的"二人世界"。两个人可以躺在床上聊天、拥抱、进行性生活，如果和宝宝同室，需要注意动静不要过大影响宝宝休息。最佳时段的内容可以根据夫妻两人的爱好进行调整，只要开心、放松、促进夫妻感情即可。

最佳时段是一段很美妙的时光，这段时光可以促进家人之间的感情，也是一种很好的休闲和放松。

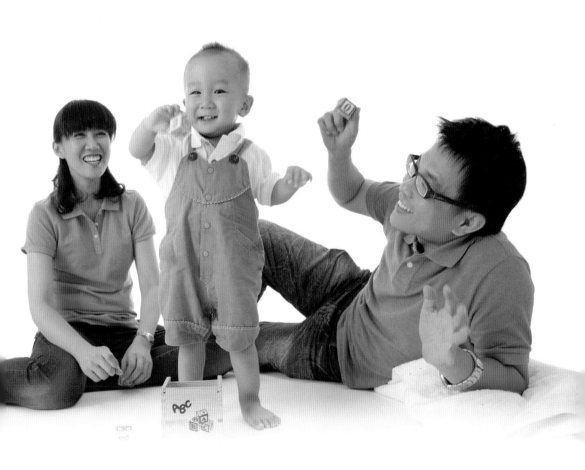

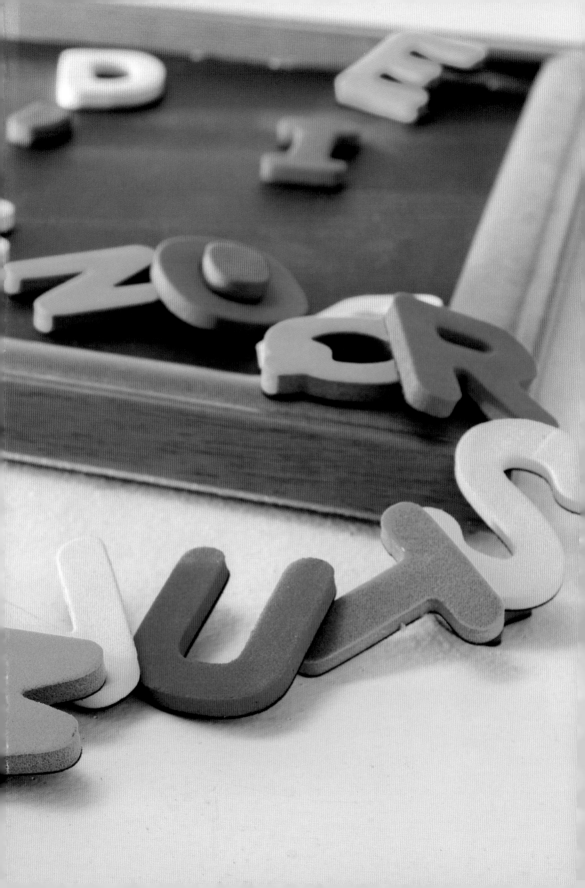

第 7 章

快乐断奶，
请慢慢来

母乳宝宝是幸运的，他们能享用到世界上

最珍贵、最有营养、最有助健康发育的，

并且是不可复制的食物—— 母乳。随着宝宝的年龄越来越大，

给宝宝断奶的问题就来到了妈妈眼前。

断奶，无论是对于妈妈还是宝宝来说，都是一件大事。

如果断奶的方法不科学、时机不当，

会对宝宝的身体和心理造成非常严重的不良影响。

有计划地选择断奶时机、正确选择断奶方法，

让宝宝自然地离开母乳。

第1节

究竟该何时给宝宝断奶

对于喂养母乳的时间长短问题，一直存在很大的争议。坊间流行这样的说法：母乳过了 6 个月就没有营养了，不再能保证宝宝生长的需要了。这样的说法让很多妈妈在 6 个月的时候终止了母乳喂养，不能不说是一种遗憾。

6 个月之后的母乳就没有营养了吗？那么给宝宝吃的配方奶粉也是母牛在产后 6 个月之内挤出来的吗？谁也不知道答案，那么为什么宁愿选择根本不熟悉的配方奶粉，却放弃自己更有保证的母乳呢？

正确的说法应该是这样的。半年之后的母乳并不是没有营养，而是宝宝开始需要更加丰富的食物了。6 个月之前的宝宝可以从母乳中摄取所需的全部营养，随着宝宝的不断生长，需要更多的营养，单纯的母乳喂养已经不能确保宝宝的营养需求了，这时就需要开始给宝宝添加辅食，来提供更加丰富的营养。

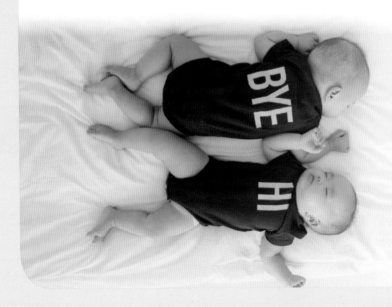

吃奶粉的宝宝一样需要添加辅食，这是宝宝生长发育的需求，和母乳本身并没有关系。对于 1 周岁以内的宝宝来说，母乳始终是宝宝最重要的营养来源。即便断离母乳，也要吃奶粉，那何不继续给宝宝吃母乳呢？所以，在宝宝 6 个月的时候断奶，绝对是错误的选择。

　　至于究竟应该喂养母乳多长时间？国际母乳协会和国际卫生组织建议至少要喂到 1 岁。很多专家都建议喂到两岁甚至更长的时间，直到宝宝自己不再想吃母乳为止，一般来说两岁的宝宝就会对吃奶不感兴趣了。

　　自然离乳，才是给宝宝断奶的最佳时机。

　　自然离乳有两种方式：一是妈妈不再分泌乳汁；二是宝宝不再想要吃母乳。

　　由于激素的变化、工作的奔波和生活压力大等原因，妈妈的乳汁会减少甚至消失。但由于这种过程都是循序渐进的，已经添加了辅食的宝宝，通常都能适应妈妈乳汁慢慢减少直到消失的变化，可以逐渐从添加的奶粉和辅食中汲取足够的营养，很自然地离开母乳。

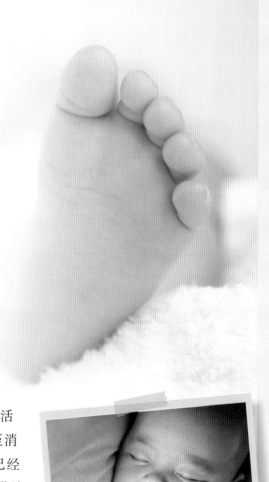

　　断奶，实际上就是宝宝心智发育到一个阶段的反应。随着宝宝的心智发育逐渐成熟，已经从享用母乳的过程中汲取了足够的心理能量和身体能量，开始独立的个性发育了，他们在情感上已经越发独立。不缺乏安全感和情感依赖的宝宝会自己决定不再需要母乳，这样的断奶过程没有一点

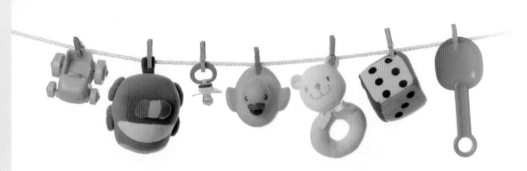

不顺利。

不管是在上述哪一种情况下断奶，都是比较自然的断奶时机，宝宝能很好地适应这种食物上的变化。

若由于长期出差、上班、生病或其他原因，母乳妈妈没有条件给宝宝实行自然离乳，需要使用比较生硬的办法给宝宝断奶，则需要注意以下几点：

· 至少要喂养母乳 6 个月，能喂到 1 年更好。

· 选择春末、秋末比较舒适的季节断奶，避开高温躁动的夏日和寒冷的冬日，否则会让宝宝格外不适应。

· 不要在宝宝刚病愈后断奶，要选择宝宝身体好的时候进行断奶。

· 断奶前要给宝宝做一次身体检查，确保宝宝身体发育正常再断奶。

· 一旦决定断奶，就不要反复，停几天喂几天，容易造成宝宝的混淆，不利于断奶。

正确的断奶方法

自然离乳的情况下，断奶不需要使用特殊的方法，宝宝会自己慢慢开始食用新的食物，过程会很自然。

如果需要刻意地断奶，则需要注意以下要点：

● 奶瓶训练

在彻底断奶之前，要让宝宝学会使用奶瓶，之前的章节中介绍过有关奶瓶训练的方法。

● 做好断奶的心理准备

断奶时妈妈会产生一定的失落感，认为宝宝不再需要自己了，宝宝也会因为失去了吃母乳时与妈妈的亲昵而产生失落情绪。

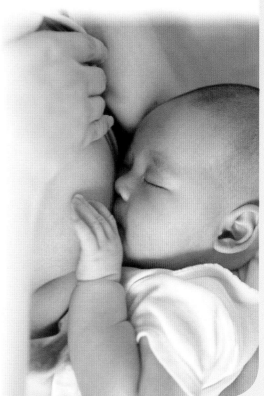

妈妈应该积极主动调整自己的心态，从别的方面更加关心宝宝，多陪伴宝宝，给自己的心理适应与缓冲。妈妈应该让断奶的过程尽量柔和，对宝宝应该多加亲昵，用语言告诉宝宝"虽然妈妈不再喂你母乳，但妈妈会依然陪着你，依然爱你。"

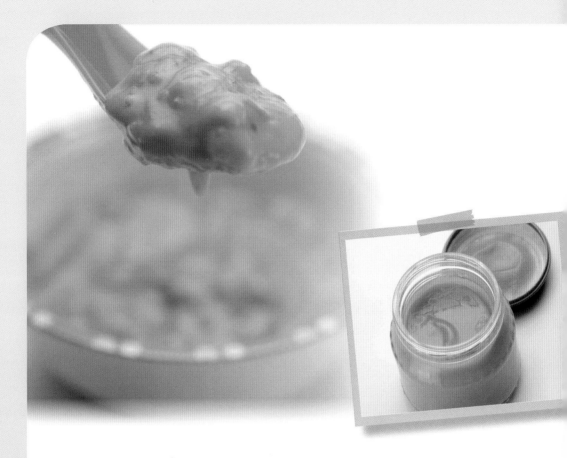

●逐渐减少母乳

慢慢减少母乳喂养次数，让宝宝慢慢适应。建议从白天的母乳喂养开始减少，然后是夜奶，最后断离临睡前的那次母乳。期间一定要多陪伴宝宝，特别是临睡前，不要让宝宝因为断奶而失去安全感。

●添加辅食

断奶期间，随着哺乳次数的减少，辅食量要逐渐增加且营养丰富，以满足宝宝的生长需求。

●母婴分离

宝宝吃母乳，不但是营养的需求，更是一种情感上对妈妈的依赖。

之前介绍过职场妈妈由于工作需要，宝宝要学会适应与妈妈的分离。断奶时，让宝宝和妈妈适当分开，一样可以协助断奶顺利进行。需要注意的是，这种分离一定要慢慢进行，逐渐加长分离时间，让宝宝逐渐适应，不要让宝宝失去安全感。

非自然的断奶对宝宝确实是一个很大的考验，很多宝宝在断奶期由于心理和身体的不适应而生病。这种断奶常常是由于迫不得已，妈妈只能尽自己最大努力，减少对宝宝的伤害。

断奶期间一定要给宝宝足够的安抚，减少宝宝的心理伤害。

既然决定断奶，就要下定决心，不要因为宝宝的哭闹就心软，反复的断奶对宝宝伤害更大。

密切关注宝宝的身体情况，调整辅食的营养结构。

断奶要循序渐进地进行，不能过于心急，要让宝宝慢慢适应。

每个宝宝的情况都不一样，妈妈需要根据宝宝的身体、心理状况和适应能力慢慢摸索出适合自己孩子的断奶进度与方法。

断奶后要适当添加其他乳制品。3岁前的宝宝建议喝配方奶粉，3岁后可以喝成人饮用的牛奶，宝宝1岁后可以开始喝优酸乳。

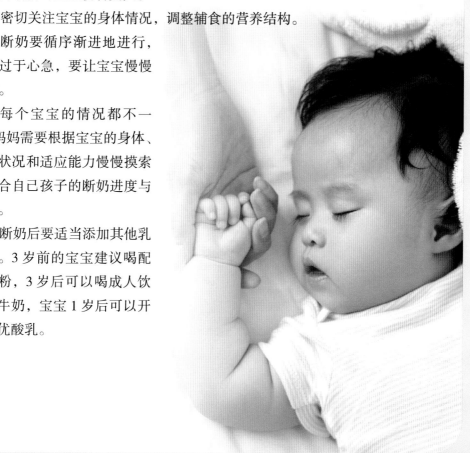

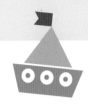

第3节

科学退奶的方法

退奶是母乳喂养的最终环节，也非常重要。退奶不当，会造成积乳甚至诱发乳腺炎。母乳妈妈在断奶时一定要注意科学退奶，避免造成身体的伤害。

一般来说，随着哺乳次数的减少和体内激素的变化，妈妈的乳汁分泌也会慢慢减少甚至消失，这就是自然退奶。自然退奶没有痛苦，对身体伤害小。

不能自然退奶的情况下，可采用食物退奶和药物退奶。

退奶的食物前文介绍过，平时在饮食中多吃一些退奶的食物，可以让乳汁慢慢减少甚至消失。

另外一种就是药物退奶。急于退奶的妈妈可以使用药物退奶的方法，针剂以及口服中药、西药都有，妈妈可以在医生的指导下加以选择。西医使用的退奶方法就是口服或注射雌激素类药物，如口服己烯雌酚，肌肉注射苯甲酸雌二醇。

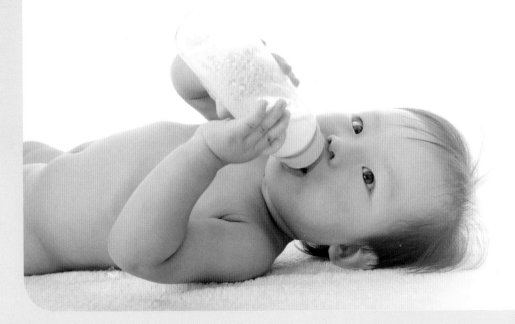

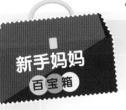

几种常用的退奶药方

·炒麦芽 100 克，用水煎服。

·用纱布包裹皮硝敷于乳房上，待皮硝潮解后更换，每天 2~3 次。

·陈皮和甘草以 4：1 的比例煎服，多次服用。

·麦麸 60 克、红糖 30 克，先将麦麸炒黄后加入红糖，两日内食用完。

· 生枇杷叶 15 克，煎煮后代茶饮。

·花椒 12 克，加水 400 毫升，熬至 250 毫升，加入红糖饮用，每日两次。

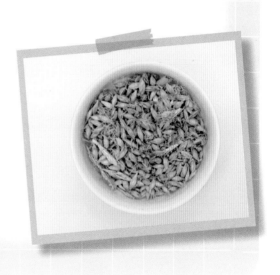

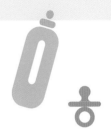

第4节 为宝宝的健康添加辅食

　　随着宝宝的渐渐长大，单纯的母乳已经不能满足宝宝生长发育的营养需求了，这时就需要给宝宝添加辅食了。

　　纯母乳喂养的宝宝一般 4~6 个月添加辅食即可，过早不利于宝宝的消化吸收，对肠胃造成伤害。过晚会影响宝宝的味觉功能和咀嚼功能的发育。

为宝宝添加辅食的注意事项

●每次只增加一种食物

　　开始给宝宝添加辅食的时候，每次只添加一种，喂食 3~5 天之后，如果宝宝没有出现消化异常和过敏现象，可以继续给宝宝吃，并可以考虑添加第二种食物。第二种食物同样要重复这样的程序，接着再添加第三种食物。

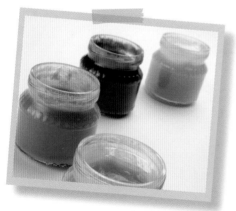

●食物的量逐渐增加

　　第一次给宝宝喂辅食时，只给一般大小的羹匙1/4即可，每天 1~2 次，逐日增加。

●选好添加辅食的时间

　　开始为宝宝添加辅食时，不要选择宝宝过度饥饿的时候，饥饿的宝宝对新鲜食物会产生烦躁情绪。应该选择两顿奶之间给宝宝喂辅食，上、下午各一次即可。

●仔细观察宝宝的反应

添加辅食要遵守循序渐进的原则，慢慢增加品种和量。妈妈要细心观察宝宝吃辅食的反应，包括食用的量和食用后的反应。如果宝宝吃辅食后出现过敏，需要立刻停止并咨询询医生。如果宝宝出现腹泻或便秘，则说明宝宝的肠胃功能尚不适合这种辅食，可以推后一段时间再给宝宝吃这种辅食。

为宝宝制作辅食需要注意以下几点：

使用健康的加工方法，尽量用蒸煮的方式处理食物。

宝宝吃的食物要新鲜、卫生，并尽量天然。

1 岁以内的孩子的辅食里不要放盐，1~3 岁的幼儿每天吃盐不能超过 2 克，否则会影响宝宝肾脏健康。

食物要从流质到半流质最后才固体。开始添加辅食的时候要为宝宝制作易于消化吸收的流质食物，然后根据宝宝吃辅食的情况慢慢过渡到半流质、固体食物。

要根据宝宝的月龄适龄制作辅食，不能过于心急，不同月龄的宝宝适应不同的食品。

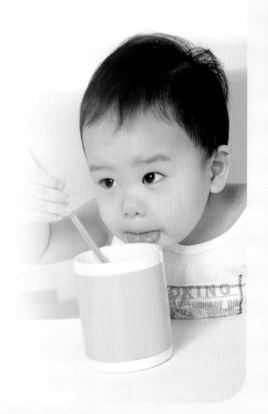

不同月龄宝宝的辅食清单：

· **1~4 个月**：母乳。

· **4~6 个月**：一段米粉、蛋黄泥、单一的水果泥、蔬菜泥、豆浆等。

· **6~8 个月**：二段米粉、泡软的儿童饼干、混合蔬菜泥、水果泥、蒸蛋、菜末、豆腐、软面包等。

· **8~12 个月**：三段米粉、软面条、稠粥、混合水果泥、蔬菜泥、软菜、豆制品、全蛋等。

· **12 个月之后**：宝宝的肠胃及咀嚼功能越发完善，牙齿也越长越多，可以慢

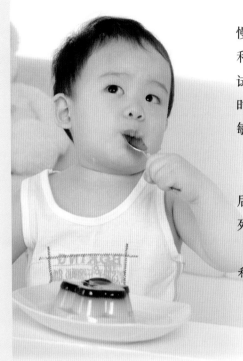

慢丰富食物的种类，只要没有过多的调味料和添加剂，不过硬难以消化的食物，都可以试着给宝宝吃。同样在给宝宝吃这些食物的时候，要注意观察宝宝的消化情况和有无过敏现象。

辅食配比要合理。辅食种类添加丰富之后，应该确保宝宝每天所吃的辅食中含有下列4种营养物质：

· 碳水化合物：透过主食获取，包括各种粥、面条等。

· 蛋白质：主要从豆类、奶类食品中获取。

· 矿物质、维生素：蔬菜水果是主要来源。

· 热能：适量的糖类和含油脂的食物。

每个宝宝的生长发育情况都不尽相同，应该根据宝宝的实际情况进行辅食的添加。宝宝吃辅食应该是快乐的，这样才能让宝宝感受到食物带来的幸福感。如果宝宝对吃辅食很抗拒，妈妈也不应该勉强宝宝接受，可以试着换一种食物或尝试新的制作方法，慢慢唤起宝宝对食物的兴趣。

市面上有辅食成品出售，不太会做饭和没有时间给宝宝做辅食的妈妈们，可以选择安全的品牌给宝宝食用。辅食成品都标有适合食用的月龄，只需按照包装上的标注给宝宝食用就可以了。不过从食品的安全性考虑，还是推荐妈妈们自己制作辅食。

随着宝宝逐渐长大，辅食可以慢慢丰富起来，只要符合上述的辅食制作原则，妈妈们可以摸索出更加美味、适合宝宝食用的美食。

断奶，是母乳喂养的终结，顺利地完成断奶，一次美好的母乳喂养经历也宣告结束。妈妈们在断奶的过程中，一定要尽量让这个过程平稳、缓和、快乐，让妈妈和宝宝都能有一段难忘的母乳回忆。

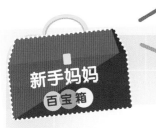

几种基本常见的辅食 DIY 方法

新手妈妈 百宝箱

● **蛋黄泥**

蛋黄泥是最初为宝宝添加的辅食。将鸡蛋煮熟后剥出蛋黄，加温开水将蛋黄捣成泥状。煮蛋时要冷水放入鸡蛋，水开后 5 分钟即可，这样煮出的蛋黄不会过老而破坏营养不易吸收。

● **果汁**

尽量使用温性的水果给宝宝食用，将水果放入榨汁机榨成果汁后用温水隔杯加热后再给宝宝食用。月龄小、肠胃功能不好的宝宝可以加入适量温水后食用。

● **蔬菜泥**

将蔬菜洗净切碎放入水中煮烂，然后放置合适的温度给宝宝食用。给月龄较小的宝宝做蔬菜泥时，要注意将蔬菜的纤维去掉后再给宝宝食用。

● **水果泥**

直接用汤匙刮取香蕉、苹果、梨等水果的果肉给宝宝食用，天然健康，没有任何营养损失。

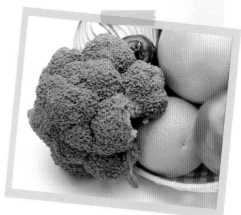

● **蛋黄米粉**

将米粉冲水调开后与搅拌好的蛋黄泥混合给宝宝食用。也可以用母乳或奶粉来调米粉，但需要注意的是 3 种食物的混合应该逐步进行。

● **蒸蛋**

鸡蛋打散后放入 1/3 的温水，大火蒸 3 分钟即可。

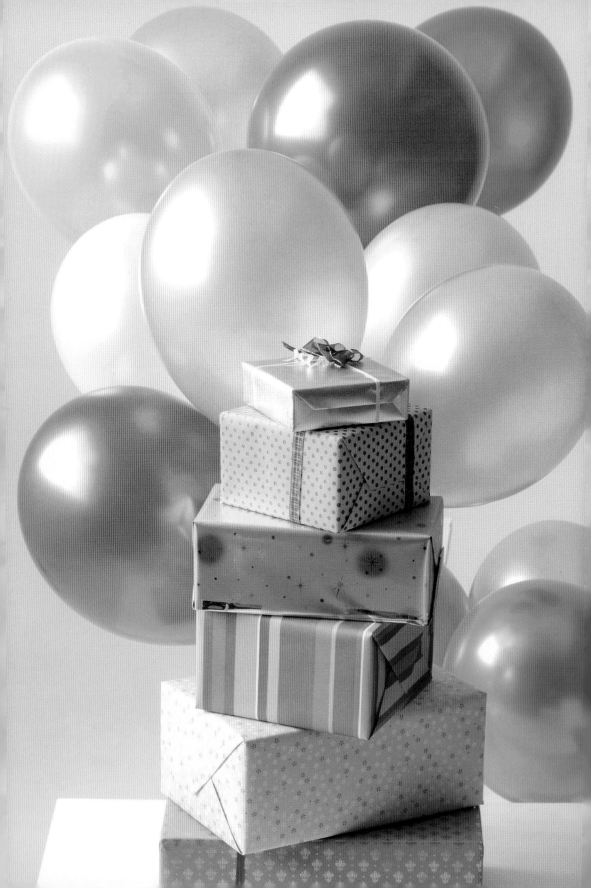

10 个妈妈的
哺乳经验

通过哺乳她们感受到爱的分享，
从她们的经验，让你更贴近自己的宝宝，
哺乳其实很容易，你也能照顾得得心应手。

1. 保障宝宝睡眠的神秘法宝

妈妈姓名：王野（二胎妈妈）
年龄：34 岁　　**学历**：大学
职业：公司职员　**宝宝名字**：罗宸
宝宝年龄：5 岁　**哺乳时间**：10 个月

在罗宸 5 岁不到的时候，我意外地又怀孕了。越临近预产期，紧张与期待的心情就越加强烈，也为要再一次哺乳而激动。哺乳是辛苦的，但我依然会努力让第二次母乳喂养顺利进行，因为这世上最美妙的职业就是当一名"哺乳师"。

所有的亲情、母爱，都会在跟宝宝的亲密接触中，慢慢地渗进你的每一个细胞。虽然哺乳期可长可短，但这段时间，却是身为母亲最为自豪的时光，也是最值得回忆的时光。

每个妈妈都会经历哺乳三部曲：开奶、催奶、断奶，只要好好掌握，相信每位妈妈都会从中找到属于自己的哺乳秘方。

透过哺喂儿子的经历，我发现，母乳喂养是保障宝宝睡眠的一个神秘的法宝。

我要推荐的懒人喂养法，不只保证妈妈的睡眠品质，更能培养宝宝稳定的睡眠习惯。婴儿期养成良好的睡眠习惯，一直让我的大儿子受益至今。当然也让我这个妈妈轻轻松松搞定黑夜育儿的琐事。

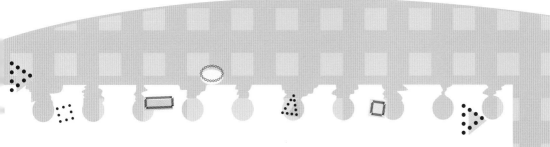

　　这套哺乳喂养法最关键的是躺喂，也就是夜晚时从不抱着喂奶，同时侧重在晚上培养。妈妈跟宝宝躺在同一张床上，妈妈跟宝宝都不动，只要用手托着乳房，不需起身，侧着给宝宝喂奶就可以了。

　　喂完一侧奶后，宝宝基本上也吃得差不多了，然后轻轻地拍打宝宝的后背。一是帮助宝宝打嗝，二是安抚宝宝睡觉，一举两得。只要多加练习，轻轻松松搞定夜间喂奶的步骤，保证你睡到天亮。第二天晚上，妈妈跟宝宝对换位置，这样左右两侧乳房都能顾及。

　　晚上只要宝宝一有想吃奶的动静，在几秒钟以内，香喷喷的母乳就会第一时间到位。省去了很多抱喂的环节，大人也舒舒服服地喂奶，保证了宝宝的睡眠品质，也保证了妈妈的睡眠品质。

　　这方法一直沿用到宸宝10个月断奶，长期稳定舒适的

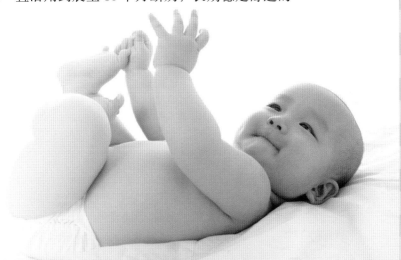

睡眠环境，让宸宝养成了早睡早起、一觉睡到天亮的良好习惯。除非身体出现状况，一般情况下，宸宝的睡眠品质都是非常棒的。

　　要提醒一点，因为小婴儿都有溢奶现象，所以进行懒人躺喂法的时候，要垫高一下宝宝的上半身，尤其是头部，还要放一条吸水能力强的毛巾，以防溢奶。根据经验，本来宸宝是有名的吐宝，但这种躺喂法通常很少发生溢奶或喷奶现象。如果宝宝溢奶现象比较严重，少吃多餐是控制的原则哦！

　　这种晚上纯母乳喂养的懒人躺喂法，是经得住时间考验的，新手妈妈不妨试试看。

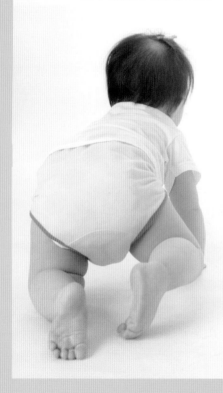

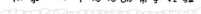

2.母乳喂养助我和女儿心灵相通

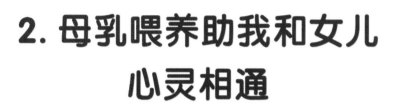

妈妈姓名：徐可

年龄：27岁　　**学历**：大学

职业：美术编辑　**宝宝名字**：咩咩

宝宝年龄：两岁半　**哺乳时间**：12个月

　　母乳是婴儿成长唯一最自然、最安全、最完整的天然食物。当一个嗷嗷待哺的小宝贝来到您怀里，最重要的事情就是为她选择食物。所以，一开始我就毅然决定坚持哺乳。

　　一眨眼，我的咩宝贝儿已经两岁半了。她活泼、可爱、语言能力比较强。她虽不如吃奶粉的宝贝儿胖，骨骼较小的她也总给人感觉很瘦弱，但咩咩的身体应该算是比较好的，很少生病。还记得第一次给咩喂奶，那时我还在医院的病床上。由于没有经验，我们花了好长的时间才摸索出最适合我们母女的"吃饭"姿势。当咩吃饱后，我们母女俩都筋疲力竭地瘫在床上，望着天花板，仿佛能看到我和咩咩内心的微笑。那种幸福感是任何事情都无法超越和代替的。以至于在后来的几天，我逢人便讲我和女儿的"第一次亲密接触"。

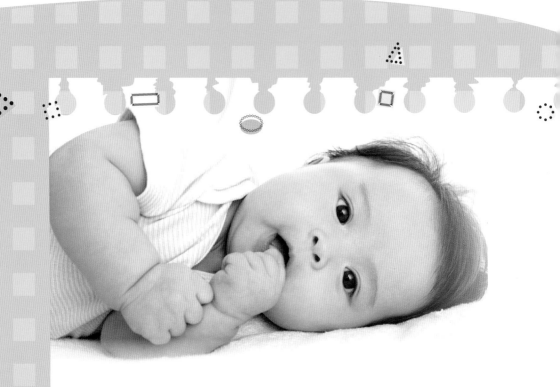

　　对一个母亲来说，这两年多的时间是我一生中最重要的经历。从一个无忧无虑的女孩转变为人母的过程，只有经历了才会明白。有太多的琐事纠缠着我们；有太多的困难在考验着我们；也有太多的选择题在等待着我们。在哺乳的过程中也遇到过一些小小的挫折，坐月子期间，由于一些事情影响心情，导致我患上轻微的产后抑郁症。我万万没有想到这会影响到哺乳，奶水越来越淡，以至于需要用一部分奶粉来代替。也因为混合喂养的原因，让孩子的肠胃受到了一些影响。看着孩子生长缓慢，当妈的我尤其自责。为了宝宝，我不得不努力调节自己的心情。在我的努力下，终于奶水又回来了。那之后，我知道我的喜怒哀乐牵扯到宝宝的身体健康，我每天鼓励自己保持快乐的心情，就这样，我坚持了一年的母乳喂养。看着漂亮的咩宝宝躺在我的怀里安静地吃奶，我喜欢柔声地和她说话或者唱歌给她听，咩宝宝有时会轻轻抬起长长的睫毛给我一个微笑，那一刻，我

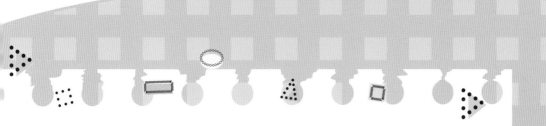

们之间的亲昵让我彻底陶醉。

　　一直到现在，每当我心情不好，咩宝宝好像都能感应。她总是会跑过来问："妈妈，你怎么了？"然后像我抱她一样抱着我，轻拍我的背。每当此时我都会异常欣慰，我知道，我和咩咩在一年的哺乳时间里，早已形成绝佳的心灵感应，我用我的付出赢得了宝宝的爱和关心。

　　母乳喂养，一定会是每一个妈妈的无悔选择。

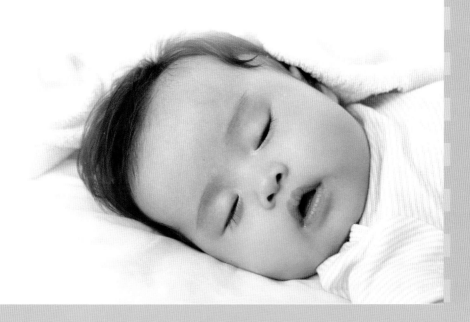

3. 母乳喂养中的教训与收获

妈妈姓名：列晴
年龄：29 岁　　**学历**：大学
职业：公司职员　　**宝宝名字**：依依
宝宝年龄：10 个月　**哺乳时间**：9 个月

虽然我是剖腹产，但奶水来的还算顺利，不过刚开始的奶量很少。出院那天想请护士帮忙找个通乳师，可是护士姐姐太忙了，一句"回去多热敷多吸就好了"，就这样把我们打发出院了。

现在回想起来，没有提早找通乳师对我来说是个错误的决定。我相信很多新手妈妈都会像我一样，舍不得把奶吸出来，总怕刚吸出来宝宝就饿了，来不及或者不知道该怎么热给宝宝喝。所以，在宝宝两个多月的时候，我就突然发烧了。结果被医院的急诊医生误诊为病毒感冒引起的发烧，要求输液 3 天和吃消炎药，停母乳两周。因为输液 3 天还是不退烧，而且乳房肿块很疼，才想起来找通乳师。连续做了 3 天通乳按摩护理，肿块消除，也不发烧了。通乳师除了教我和家人如何进行穴位通乳，建议每餐喝汤、喝酒酿汤等催奶，还矫正了我们两个错误的理念：

◆宝宝每次吃不完的奶要从乳房中吸出来，不要怕吸出来

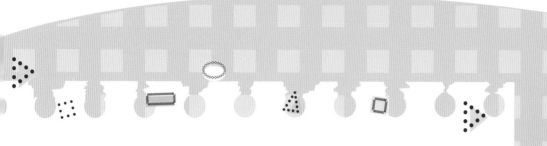

宝宝饿的时候不够吃。乳汁会越吸越多，不吸出就会退回去。另外母乳保存的方法，可以用母乳专门储存袋冻在冰箱中保存，最长3个月。要吃的时候，取出来用凉水化开，隔水温热到40℃即可。

◆妈妈除了忌吃辛辣、茶水、咖啡等对宝宝有刺激性的食物外，还要注意禁食退奶食品，例如：芹菜、大麦茶、苦瓜、韭菜等（因个人差异不同，退奶作用程度也会不同）。

另外还想和大家分享的就是，妈妈的一些饮食会对宝宝造成皮肤过敏情况。我家宝宝在两个月的时候就长了很严重的湿疹，给她擦外用的药膏效果不明显，在社区医生的指导下，我停止食用容易造成过敏的鸡蛋、牛奶、鲫鱼等，观察几天后，最后发现当我喝了牛奶时宝宝就会过敏。

我非常享受给宝宝喂奶的那段时间，那个娇嫩小嘴焦急地寻找着维系她生命的源泉，然后用力地认真吸吮着。吃饱

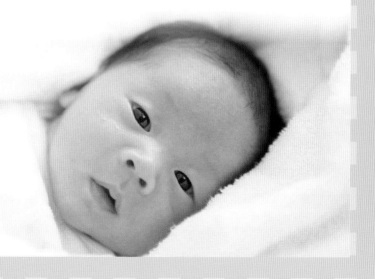

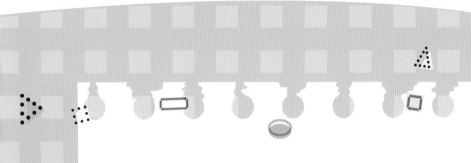

后，会闻着妈妈的体香，听着妈妈的心跳而心满意足地香甜睡去。这种被需要的感觉，会让每一个做母亲的人感觉到无比骄傲，会为自己存在是有意义的而心存感激。

尽管我很想喂母乳到宝宝1岁，但由于工作压力太大，而且经常忙得一整天都没时间吸出奶水，所以在宝宝9个月时，奶水突然就变得很少很少。之后的1周开始从两天吸1次，3天吸1次，直到不去管它。乳汁逐渐地减少，让宝宝也非常适应，我也没有痛苦。宝宝顺利断奶，母乳喂养顺利结束。

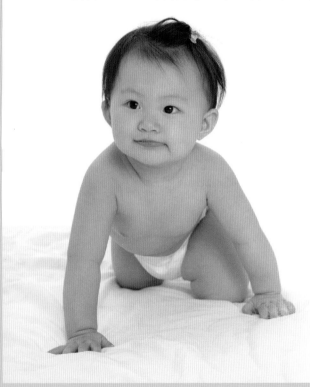

4. 哺乳，痛并幸福着

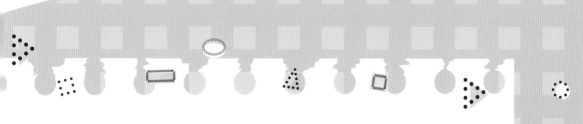

妈妈姓名：李艳

年龄：35 岁　　　　**学历**：大学

职业：全职妈妈　　**宝宝名字**：薛奕珂

宝宝年龄：四岁半　**哺乳时间**：1 年零 1 个月

　　我是一个坚定的自然生产与母乳喂养宣导者，自怀孕时就对母乳喂养做足了功课并矢志不渝地付诸实践。

　　当年我千辛万苦生完女儿回到病房，第一件事就是把小肉娃儿抱在怀里开奶，每天没事就抱着她吸啊吸的。当时其实并不清楚自己到底有没有奶，也不知道她能吃到多少，只抱定了一个信念，我一定要让女儿吃到最健康的母乳。在我的坚持不懈下，我渐渐体会到了身体里乳汁流动的感觉，奶也越吸越多，终于实现了理想的纯母乳喂养，开始享受专属于我们娘俩的美妙时刻了。

　　每次把女儿横抱到怀里，她那粉嫩的小嘴马上大张着、晃着脑袋找啊找，真的就像动物世界里嗷嗷待哺的小鸟一样，终于找到的时候，柔嫩的小嘴就像温柔的小泵浦一吸一吸的，有时还喷喷出声，那种饥渴得到满足是让每个妈妈都感到无比骄傲的！每当这时候，我的涨疼马上缓解，体会到身体在

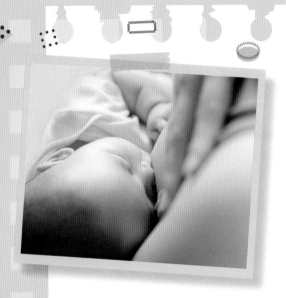

不断供应乳汁，我会微笑地注视她那永远看不够的小脸，被满溢的幸福包围着……

当然喂奶也不是只有享受，每个做奶妈的几乎都遭遇过肿块或发炎。有一次因为晚上照顾宝宝侧躺太久，第二天乳房就出现了大肿块，不仅堵得奶都不多了，连胳膊都疼得几乎抬不起来，热敷也没多大作用。遍查资料后我认定只有一个办法——多吸！于是女儿的食堂全天候不定时开放，她不饿时我也抱着她喂奶，终于在我们娘俩的共同努力下，肿块疏通了，我也如释重负，看来什么都比不上宝宝的小嘴有力量。

刚开始喂奶的时候，爸爸和奶奶也都怕我奶水不够，要加奶粉，我只屈服了几天，因为我坚信奶粉吃得越多母乳吃得肯定越少，而奶一定是越吸越多，不吸就没有了。一旦我确信女儿完全可以在吃完我的奶后睡个好觉，马上就抛弃了奶粉，用纯母乳把我的宝贝喂得又胖又壮！所以决心与信心是最重要的，再加上合理的方法，大多数妈妈都可以做快乐奶妈的，可惜太多妈妈因为缺乏母乳喂养的知识与决心，要不是混合喂养，就是干脆放弃只用奶粉，甚至觉得奶粉也不错。直到"三鹿奶粉事件"出现，大家才醒悟，原来奶粉这么不可靠，其实别说国产奶粉了，就是那些名牌进口奶粉在国外也都有过这样、那

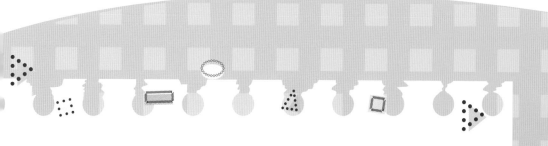

样的问题，有什么能比得上价廉物美的母乳呢？

女儿1岁1个月的时候，我这个奶妈正式卸下任务了。虽然至今我仍很怀念当年一边摸着女儿滑嫩的小屁股，一边看着她那贪吃的小脸时的幸福时光，但毕竟这个阶段对她来说已经过去了，脱离母乳是宝宝成长中的第一级台阶，我会把那么多的美好妥善收藏到记忆里，那是只属于我们两个的美好回忆，这就足够了。

谨以此文纪念我曾经的哺乳生涯，也献给所有要当妈妈的女人，请不要轻易放弃上天赋予我们的伟大功能，请给我们的宝宝最美好的东西吧。

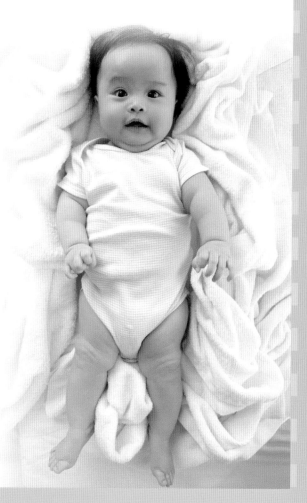

5. 我是一个伟大的哺乳妈妈

妈妈姓名：米菲
年龄：33 岁　　**学历**：大学
职业：公务员　　**宝宝名字**：雨晨
宝宝年龄：8 岁　　**哺乳时间**：1 年零 2 个月

作为母乳喂养的绝对拥护者，从得知生命在腹中孕育的那一天起，我就坚定了自己母乳喂养的决心。为了孩子的粮仓能够供给充足，整个孕期我都注重乳房的护理，到了怀孕晚期更是多喝有助于日后泌乳的汤水。

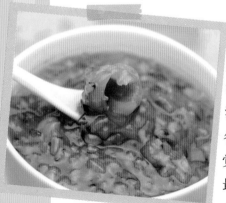

我很清楚地记得，在我产后 26 小时，饮食还很清淡，只喝了两碗小米粥，我的乳房便开始涨奶，这令我欣喜若狂。但之后的状况却让我措手不及，由于乳腺不通，孩子吃奶很费劲，胀满的乳房逐渐坚硬得像石头一般。家人帮助我用各种方法吸奶都无济于事，乳房越来越涨，我感觉自己的胸口像坠了两块大铅块般坚硬而疼痛。最后家人为我请来了通乳师，我忘记了我经历了多久彻骨的疼痛后，终于揉开了拥堵的乳腺，奶水顺利地下来了。当时的我，在疼痛和激动的情绪下号啕大哭。

在那之后，我的母乳过程就异常顺利了。保持充足的睡眠

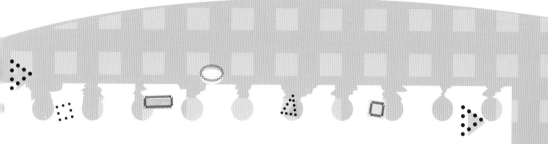

和良好的心情，营养适当地进食，是母乳喂养成功的要素，每天喂完奶，都及时用吸奶器吸完剩余的乳汁，并做好时间记录，好习惯让我奶量充足，营养丰富，孩子也很快自觉形成良好的进食和睡眠规律，两个月时体重已达七公斤多，白白胖胖，是个健壮的小宝贝。

众所周知，母乳喂养的孩子与妈妈24小时不分离，极易建立起亲子依恋关系，我发现雨晨与我不能分离，是在她两个月零8天的一个傍晚。那天，我出门到楼下便利店买日用品，来回仅花了10分钟不到的时间，买完东西走到楼下便听见她撕心裂肺、委屈与歇斯底里并存的哭声，我以为是保姆弄伤了她，飞奔上楼抱她入怀，没想到那哭声便戛然而止。我不太相信那么小的婴儿会认妈妈，与家人轮流试探多次，结果都是除了我以外谁都别想抱她。那天起，我享受着女儿给我的这份特权，满足于家人从我怀里抱走又不得不立即归还于我的那种无奈与不舍，觉得自己好伟大！可以被一个鲜活的生命这般强烈地需要，幸福感遽增。尤其是喂奶时，她用纯净透

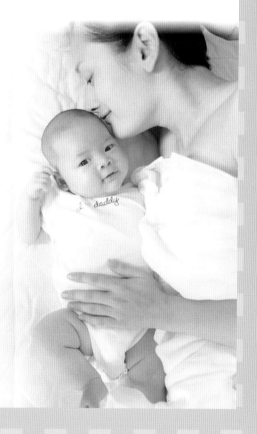

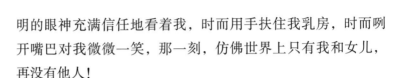
明的眼神充满信任地看着我，时而用手扶住我乳房，时而咧开嘴巴对我微微一笑，那一刻，仿佛世界上只有我和女儿，再没有他人！

可能有人觉得母乳喂养会让妈妈失去自由，确实如此，在我给雨晨哺乳的 14 个月的时间里，性格活泼，酷爱逛街、旅行的我，几乎没有离开过家。但如果真的要把失去的和得到的放在天平上称量的话，我可以用我的经历告诉大家，母乳喂养带给妈妈和宝宝的绝对要比失去的更多，妈妈因为哺乳而做出的一切牺牲都是值得的。

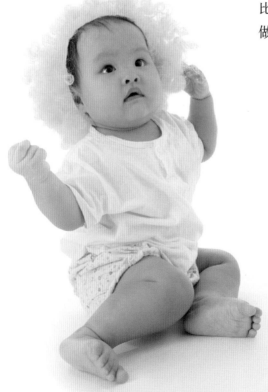

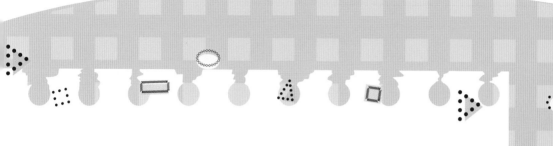

6. 亲喂让我更加感受爱

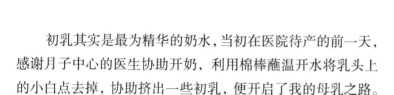

妈妈姓名：如如
年龄：36岁　　**学历**：铭传大学
职业：全职妈妈　**宝宝名字**：阮不不
宝宝年龄：2岁　　**哺乳时间**：1年零7个月

　　初乳其实是最为精华的奶水，当初在医院待产的前一天，感谢月子中心的医生协助开奶，利用棉棒蘸温开水将乳头上的小白点去掉，协助挤出一些初乳，便开启了我的母乳之路。

　　由于医院采母婴同室的方式，所以在医院恢复期间就全部采用亲自哺喂的方式，小宝宝吸吮母亲的乳头，实际上也是要学习的，所以含乳方式很重要，如果含得好，宝宝吸吮就可以很顺利，医院的护士或是月子中心的照护人员都很乐意协助。宝宝还小的时候，吸吮一下很容易就睡着，所以在过程中偶尔要轻轻拉拉耳朵或是戳戳背，叫醒他们继续吸，才不会没有吃饱一下又睡着。

　　到了月子中心，我有被教导如果要让奶量增加，就必须在哺喂完后，定时将剩余的母乳挤出，让身体知道要再制造更多的奶量。在初期一天大约挤奶6次以上，包含半夜仍旧定时起床挤奶。

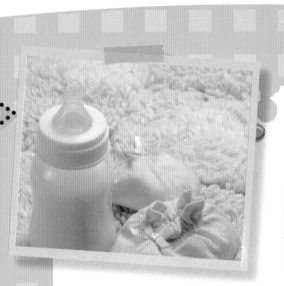

　　我后来采取的哺育的方式是瓶喂、亲喂交替，白天瓶喂，半夜亲喂，瓶喂的好处是可以知道小孩喝的量，若要托人照顾也比较能抽身；缺点是要花时间将奶水挤出，以及清洗奶瓶工具等。

　　选择要完全亲喂的妈妈，看宝宝吃完后是否要将剩余的奶水挤出储存备用，有的不挤出最后可以达到供需平衡的状态。至于瓶喂，则一定要将母乳挤出，所以每天要记得定时挤奶，次数就依自己的状态而定，挤奶前稍微按摩一下乳房，一次挤奶约 30 分钟以上，挤出来的奶水放在冷藏可以保存 3 天，冷冻至多保存 3 个月，但依照自己的实际经验发现，冷冻过的奶水退冰后有腥味，其实小宝宝味觉是很灵敏的，也喜欢喝新鲜甜甜的母乳，有时候会不爱喝冻奶，所以我自己的经验是 10 天内一定会将冻奶解冻喝掉。

　　当然我在喂奶的过程中也曾遭遇困难，例如：

　　·乳房有硬块：从月子中心回家后，因为没有将母乳挤干净，所以引发一侧积奶产生硬块，非常不舒服，轻压就会痛，有时看个人体质，严重的会引发乳腺炎，不过很庆幸自己没有。其实宝宝的嘴巴是最有力的吸奶器，任何挤奶器都比不上宝宝的嘴巴，在涨奶时宝宝吸吮后很快就会消掉，所以之后感觉乳房有小硬块时，就赶快请小宝宝帮忙，边吸边按摩硬块之处，多吸吮几次，就会很顺利地消除。但因为第一次积奶已经太严重，且宝宝当时还小吸吮力也小，没有办法完全消除肿胀硬块，加上非常痛，自己无法按摩推拿，就请有哺乳经验的妈妈协助推奶，利用疏乳棒

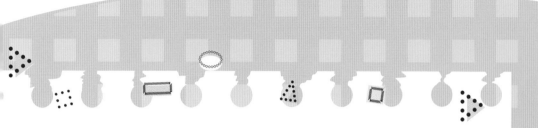

和温水玻璃瓶包裹毛巾滚动硬块的地方，然后用力按摩推开，并将母乳挤出，反复几次后才顺利消除。平时也可以利用洗澡时的热水慢慢推开硬块。

· **乳头有裂伤：** 因为初期使用电动挤奶器，虽然已经将转速开至最小，但也许每个人体质不同，我的乳头较脆弱，因为挤奶器的拉力，导致乳头裂伤，加上当时宝宝嘴巴有鹅口疮发作，与我交互感染，所以后来放弃使用电动挤奶器挤奶，医生建议我徒手挤奶，后来发现徒手挤奶的方式非常方便，出门在外只需准备一两个储奶瓶即可。也发现徒手挤奶比挤奶器排空的更为干净，不过这纯属个人经验。要能够确保乳房不会有硬块产生，一定切记要排空，定时挤奶，否则不知不觉就会有硬块产生。

以我个人的哺乳经验发现，初期挤奶比较不好挤，但一段时间后会越来越顺利，如果奶水真的不足也没关系，就用配方奶补充。想要哺育母乳的妈妈一定要对自己有信心，平常只要随时多补充发奶的汤汤水水，饮食均衡，睡眠充足，放松心情，奶水自然会充足。

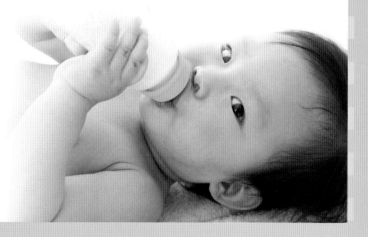

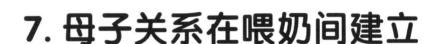

7. 母子关系在喂奶间建立

妈妈姓名： 小蓉包
年龄： 38 岁　　　　**学历：** 大学
职业： 传播业　　**宝宝名字：** 用用
宝宝年龄： 5 岁　**哺乳时间：** 7 个月

还记得，刚产下宝宝的头几天，我在医院休养，在医护人员的宣教下，体会到母乳对于幼儿的重要性。

但是，我的奶量不多，非常受挫，可护士不断地告诉我，母乳是极其珍贵的高级补品，非常有助于免疫力的增长，即使只有几滴，对于幼儿来说，营养仍是相当丰富。

就凭着这句话，我决定尽量喂宝宝吃母乳。在生下宝宝的第二天半夜，听见病房的电话铃响，是护士告诉我，在保温箱里的宝宝肚子饿了，哇哇哭了起来。我二话不说，马上捞出自己的乳房，努力挤了好几下，半响，眼见瓶子里只有两滴。尽管如此，我一心想着，这可是宝宝最珍贵的营养品，于是，我拎着仅盛有一两滴母乳的小奶瓶，驾着轮椅，在夜半时分，穿越黑暗的夜，抵达育婴房。将奶瓶交给护士时，知道宝宝可以喝到母乳，我的内心可是充满光亮。

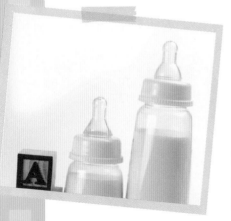

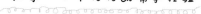

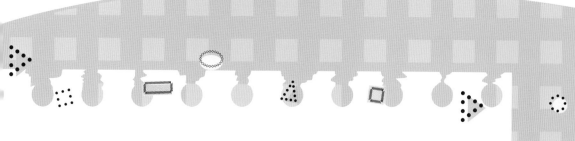

　　为了尽可能地喂食母乳，除了依书中的建议，多喝汤汤水水，我也努力挤奶。由于多给予乳房刺激，有助于奶量的增加，一直到产假结束，回到工作岗位上，我都会于中午休息时间在洗手间挤奶，回家后，仍可以继续哺乳。

　　不过，哺乳的量仍然不够宝宝的食量，每每宝宝吸过奶后，仍饿得狂哭，不仅如此，家人们也急得跳脚，此时我内心都感到十分煎熬，到底是要泡配方奶呢？还是坚持如书中所教，让孩子哭，也让乳房知道这样的奶量是不足的，就会自动依宝宝的需求，产生足够的奶量。也许是我的坚持不够，断断续续地哺喂，奶量仍未尽理想。

　　就这样，哺喂的日子维持了约7个月，宝宝才慢慢地转为喝全配方奶。回首这段哺喂母乳的过程，虽然有些辛苦，却有着满满的幸福；知道宝宝的健康可以在哺喂中，点滴增加，虽然心中有些遗憾，能够哺喂的奶量有限，但只要看着宝宝满足地吸吮时，似乎感受到母子的亲密关系从中缓缓建立。

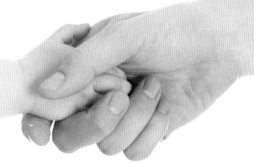

8. 经过等待，我们更珍惜

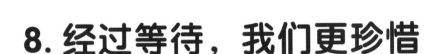

妈妈姓名：Jean
年龄：35 岁　　　　　**学历**：硕士
职业：全职妈妈　　**宝宝名字**：阳阳
宝宝年龄：两个半月　**哺乳时间**：两个半月

　　我们夫妻俩的怀孕过程并不顺利，花了好几年的时间等待，我甚至离职在家边调整作息边调养身体，"苦等"前后近 5 年才拥有这个宝宝。因此，喂母乳这个百利而无一害的决定，是我始终没有迟疑过的，决定要给就给宝宝最好的。

　　只是，万万没想到，等到产下宝宝之后，才知道喂母乳是有多艰辛。

　　生产完住院第二天，我胸前就留下了被宝宝错误吸吮的超级疼痛伤口。求助护士，得到的解答却是："慢慢来！宝宝得花时间学习正确吸吮，并且培养跟你之间的默契。"既然如此，加上完全不考虑使用配方奶的我，只好带着伤口义无反顾地持续哺乳。直到现在，当初宝宝吸吮乳头伤口的刺痛，仍然让我记忆犹新。

　　出院后到月子中心，乳房的伤口尚未好转，哺乳的心情相当复杂。因为宝宝频繁地喝奶，等同乳头完全无法休息，伤口要愈合的时间就得更久。因此，当宝宝哭闹不休，而先生安

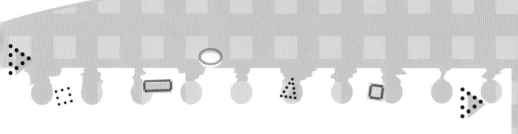

抚不来，总会推说是宝宝饿了要喝奶而抱还给我，让我无法克制地生气起来。因为刚撑过生产疼痛，伤口还没复原呢！紧接着又得忍受哺乳疼痛。先生无法体会与分担，心里的那股怨气还真是没来由地就冒上来。先生为了体恤我，建议把宝宝留在月子中心婴儿房时间长一点，我的母性又马上高涨起来，觉得好不容易生下来的心肝宝贝，我们竟然不愿意花时间跟她相处。她一哭闹就想把她"扔到"婴儿房，心中充满了不舍与罪恶感。就这样在充满矛盾的情绪下，度过了月子期间。然后，我的伤口复原了，宝宝也会正确吸吮了，每2~3小时喂1次奶及半夜得起床挤奶的生理时钟也适应了。

可能是我产前与产后都有持续吃中药方调养，很幸运的，我的母乳量挺足的。加上月子中心的餐饮提供大量的汤汤水水，母乳量供过于求，因此得不断地"打包"。返家后，喝的汤水量没那么多，加上24小时都跟宝宝相处在一起，随时可亲喂，慢慢地就达到供需平衡。原本还打算花一笔钱买高级挤乳器，后来发现根本不太用得到，这是亲喂母乳的好处之一。

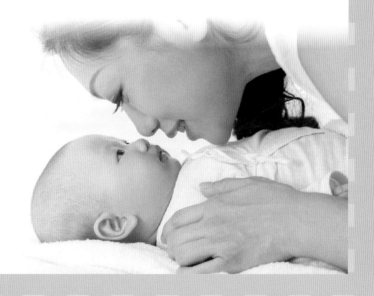

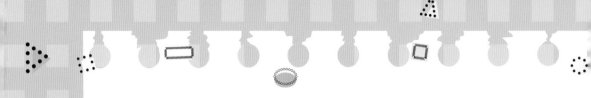

我在生产前花了很多时间看育儿书，书上很多过来人都建议要如何帮宝宝建立规律作息，耳提面命说不要让宝宝破坏夫妻原本的生活。书上描述的完美境界谁不想要，但毕竟宝宝不是生活在部队，加上他们有自己的个性，太要求完美与规律只会让爸妈更辛苦。宝宝满月后，第一次的健儿门诊，医生就一棒敲醒我贪心的美梦："既然你是家庭主妇，宝宝也才这么一个，何必怕累呢！宝宝想喝奶就随时让她喝吧！等时间一长，不用你训练，宝宝自然会发展出她的规律。"

现在宝宝快 3 个月了，白天仍保持着 2~3 小时就得喝奶的习惯，但很贴心的她，半夜喝奶的需求时间已逐渐拉长。虽然还无法一觉到天亮，但能让妈妈我不受打扰地睡 4~5 个小时，我就非常感恩了。白天如果累，就抱着宝宝一起睡个回笼觉，稍微补充半夜被中断的睡眠，其实好像日子也没自己当初想像的那么恐怖。

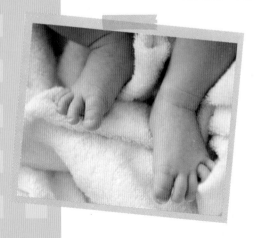

截至目前，我也还算是个新手妈妈，未来势必还有很多考验，但就像医生跟护士给我的建议，想要得心应手照顾宝宝，只有亲子间花时间互相适应、慢慢磨合，才能配合得越来越默契，没有其他捷径哦！

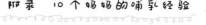

9.源源不绝的奶水，给予宝宝最好的呵护

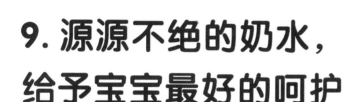

妈妈姓名：陈品璇
年龄：35 岁　　**学历**：硕士
职业：程式设计　**宝宝名字**：陈小艾
宝宝年龄：两个半月　　**哺乳时间**：两个半月

　　初次哺乳其实还满奇妙的，把宝宝抱近胸部，宝宝自然而然地就会去吸吮乳头，一开始我尖叫了一下，因为感觉超痛，想不到宝宝吸吮能力这么强，能和吸尘器相比了。

　　当宝宝吸吮时，你会立刻感觉下腹部有一股类似月经来前的微微酸痛的感觉，那是因为你的子宫也正在收缩当中。你也会感觉到乳房母乳在流动，这一切都是自然而然地发生。亲喂这门学问看起来简单，其实不易的，你得要有正确的姿势，宝宝才能吸得到母乳。

　　我个人经验是一开始不断地变换姿势，但宝宝没吸到奶没吃饱一直哭，我也吃尽了苦头，后来我觉得先让宝宝熟悉同一种吸奶姿势就好，当第一次成功亲喂时，保持同一姿势就好，不要马上换，等宝宝充分熟悉后，再更换为其他姿势，

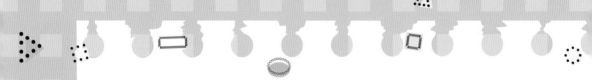

不断练习，这样亲喂宝宝就很顺手了。

亲喂不是把乳头放到宝宝嘴里这么简单，要宝宝把嘴张大后，把乳头、乳晕整个放入宝宝嘴里才行，否则，宝宝还是吸不到母乳，而且妈妈的乳头也会疼痛，宝宝身体也得成一直线。妈妈找到自己最舒服的姿势最重要，先训练宝宝如何快速地寻到乳头，总之，要常常练习及训练宝宝，才能让亲喂更轻松容易。

若有妈妈正在训练瓶喂宝宝成亲喂的话，可以先让宝宝躺在枕头上练习一下你要亲喂的姿势，先以瓶喂，奶瓶后端先放低一些，让宝宝觉得吸奶要比较使力气，之后再试亲喂。

我觉得只要有多喝汤汤水水，泡澡或洗热水澡，热敷、按摩乳房、乳头、加上看到自己亲亲宝贝可爱睡觉的模样，就会自然而然地帮助乳汁分泌了。若是自己吸奶，也是让奶量多多的妙方：

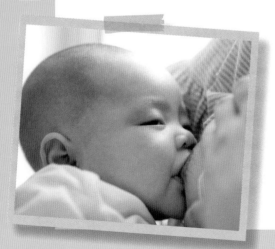

· "工欲善其事，必先利其器"，挤奶工具也挺重要的，吸奶器分为手动、电动，建议一开始若奶量不多的妈妈，采用电动的，比较方便。若有更多时间的妈妈，也可以用手动吸奶器。

· 吸奶时要专心吸。

· 不要紧张，要放轻松。

· 多补充水分。

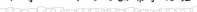

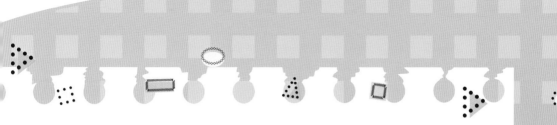

· 偶尔再适量按摩刺激一下乳房，挤奶前也可以热敷一下。

· 要有快乐的好心情。

· 姿势也是要正确。

· 要勤吸奶，奶量才会维持。

· 多休息、睡觉。

· 最重要的是乳房每次都要好好清洁、护理。

· 密集吸奶：每次吸10分钟休息10分钟，再吸10分钟，然后延长吸奶时间，可得到数次"奶阵"（泌乳反射、出奶），记得要定时吸奶，乳汁的分泌量会被大脑记忆，当你每次吸的都不多时，大脑就会觉得这样的量就够了，所以当你越吸越多时，大脑就会知道要增加量了。不要心急着一口气就要增量，要循序渐进。渐渐地将奶量往上提，大脑也会知道需要分泌更多乳汁才够喝了。

· 吸不多不要给自己太大压力也不要有罪恶感。

· 学习到处随时哺乳。

因为顺产后大量出血而无法亲喂，一开始宝宝有吸，但因太虚弱了，加上乳头破皮疼痛，只好暂用瓶喂，导致宝宝习惯瓶喂，而拒绝亲喂，所以我目前就只能以吸出母乳和配方奶来喂宝宝。但不知要喂多少，加上喂奶期间没有适时给予拍嗝，有时宝宝会有吐奶的状况。感觉疲倦是一定会的，不过习惯也就成自然了。一段时间后想要练习亲喂宝宝，但宝宝因为吸不到奶而生气哭泣，我感到有点难过，但是妈妈们不要自责，因为宝宝其实是需要被训练的。

因为我想要喂宝宝母乳，所以一定要准备吸奶器，吸奶器分为手动及电动两种，当然都要消毒后才能使用。吸奶时选择舒服的环

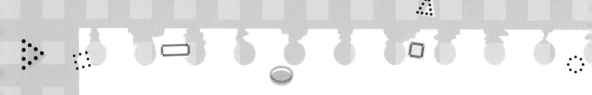

境，准备好枕头或抱枕可以支撑妈妈的手臂、背部，手动、电动吸奶速度都很好控制，不过选择电动吸奶器时，最好先试用看看，有的强度不是很够。手动吸奶器的强度反而比较好。基本上目前市面上的吸奶器品质都大同小异，这是我个人的感觉。买之前还是先请教一下贩售人员，比较妥当。

我起初并没有选择配方奶，是由医院统一提供，无其他选择，但医院提供的是品质最好的，所以我们也就决定继续使用同一品牌了。当然如何选择，还在于家长自己。配方奶不只有奶粉，也有铝铂包的现成配方奶，方便外出使用，平常都自调配方奶，煮过的开水倒入消毒过的奶瓶，冷却一段时间后，再加入奶粉混合，宝宝就可以食用了。

亲喂母乳对宝宝是最好的选择，便利、便宜、省时、省力，记得要养成习惯，才能持续下去。若是无法亲喂的妈妈们也不要灰心或自责，更不要勉强自己或宝宝，将母乳吸出瓶喂或喂配方奶，仍是可以提供宝宝营养的哦！

当然最重要的是老公的支持。也许很多新手妈妈们因不了解宝宝的哭声、行为而有产后忧郁症的发生，当自己发现心情不好时，一定要找亲人朋友倾诉、发泄一下，最好能加入妈妈俱乐部或是请教哺乳专家等，多和其他妈妈分享一下经验，会学到更多。多练习哺乳，久而久之就成吃饭一样简单了。妈妈们记得要保持愉快的心情哦，因为你的心情也是会影响到宝宝的。

10. 多点耐心，
照顾宝贝一样顺手

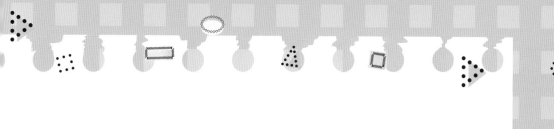

妈妈姓名：宇宙无敌大美女 Irene
年龄：37 岁　　**学历**：大学
职业：前平面设计师　　**宝宝名字**：宽宽
宝宝年龄：两岁半　**哺乳时间**：两年半

　　因为是第一次当妈妈，又没有帮手，所以从怀孕一开始就很紧张，担心自己做不好，会影响小孩发育之类的；常常工作到一半，想起来又开始焦虑。等到生产后，心里依然没底，只好傻傻地依照护士、医生的指示，该按摩就按摩，该吃喝就吃喝，慢慢的两天之后竟也可以顺利哺乳了。虽然有了一个小孩后，生活上与心情上是天翻地覆地剧变，老实说是很辛苦的，但是很神奇的是，确认自己可以顺利哺乳之后，莫名就对养小孩这件事有了信心，心情也慢慢放松，还可以开玩笑替自己取绰号叫"林凤营"。

　　包括我自己以及我遇见的妈妈们，大家都不是一生完小孩就有奶水的，我自己是大概过了快整整一天才挤出初乳来，虽

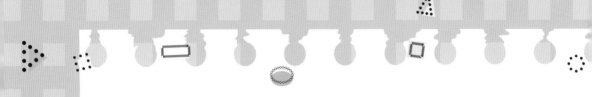
然少得让人很不安，但是所有的护士都称赞说是好的开始（我想她们也许只是好心啦！），我也就慢慢放心下来。后来我就发现放松心情与补充营养，是增加乳汁分泌的不二法门；不要勉强自己随时起来查看小宝贝，抓紧空档时间休息打盹，无聊的时候做些开心的事，听听音乐、上网、聊天等等，都会有帮助的。同时我也会随手一碗食物或汤品什么的，一边玩一边吃，身心同时都照顾到啦！

因为我是自己一个人带小孩，先生又很晚才下班，所以没什么时间洗奶瓶，因此采取亲喂的方式哺乳对我是最方便的。亲喂有很多好处，可以增加泌乳、防止乳腺阻塞、帮助恢复身材、减少清洗哺乳器具的麻烦、半夜喂奶也方便、出门更不用带太大包用品。但是我最大困扰也是亲喂的困扰，就是小孩会很习惯妈妈抱，一旦换到别人（例如：爸爸）手上，绝对会先大哭大闹一番，怎么哄都没效，哭到大家都累了，他才会妥协；最麻烦的是，睡觉的时候一定要妈妈陪睡，而且还要咬咬睡，结果让我整整一年多没有躺平睡过。因此我听从小儿科医师的建议，建立睡觉前的仪式，可以帮助小孩戒掉咬咬睡，希望可以成功。

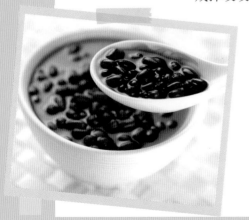

因为是亲喂母乳，所以小孩不太喜欢咬奶瓶（若瓶里装的是母乳，会比较愿意多吸两口）；但是晚上母乳分泌较多时，还是会用电动吸奶器把母乳排空，可以帮助增加乳汁分泌；冰起来的母乳就留着当存粮，在我去洗澡或煮点心时，让爸爸拿奶瓶喂。

使用电动吸奶器挤奶比较轻松快速，挤好的母乳放在玻璃奶瓶里冷藏，要喂小孩前

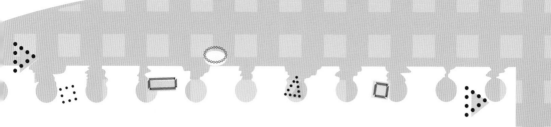

就可以直接整罐放到温奶器里；温奶器的定温功能不会让母乳过热，小孩常常喝喝停停的，喝到凉掉还可以再放进温奶器（尤其冬天时很好用）。

至于配方奶，是睡觉前给小孩喝一些，他会睡得比较久（大概3~4小时），让我们轻松一点点。后来发现小孩有过敏现象（脸上有异位性皮肤炎），才改用水解蛋白奶粉；同时我的饮食也更加严格控制，会引发过敏的食材（海鲜、核果、凤梨、奇异果、草莓……）通通不能吃，之后小孩的过敏现象才缓解。

在这里我要劝所有的新手妈妈，照顾小宝贝真的要非常有耐心。刚生完的前几个月，我也常常被小宝贝哭闹到心烦意乱，真想离家出走，可是看他小小的又不忍心苛责；没办法，所以当他闹脾气时，我就想像他是刚移民到地球的新生物，什么都要从头学、从头适应，再想想换作我突然移民去外国，也一样没安全感的，这时我对着少爷就会多了一些耐心，一天天地慢慢与他培养默契，就越来越顺手了，希望你也能跟我一样，让哺乳慢慢地上手，跟孩子有个更亲密的互动交流。

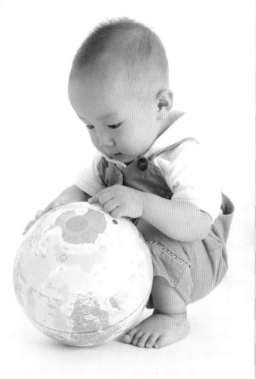